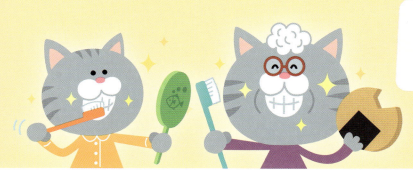

お口からはじめましょう
からだの健康

第23回日本歯科医学会総会
記念誌編集委員会 編

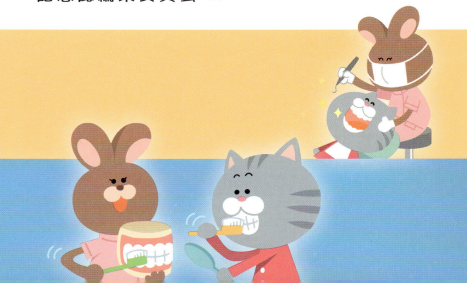

This book was originally published in Japanese under the title of :

OKUCHI KARA HAJIMEMASHO KARADA NO KENKO
(Healthy Mouth Leads to Healthy Body)

Editor :
Editorial Committee for the Anniversary Issue of The 23rd General Meeting of the Japanese Association for Dental Sciense

© 2016   1st ed.

ISHIYAKU PUBLISHERS, INC.
   7-10, Honkomagome 1 chome, Bunkyo-ku,
   Tokyo 113-8612, Japan

はじめに

　日本歯科医学会総会は，歯科医学の科学および技術の研究成果を総合的に普及開発する目的をもって昭和24（1949）年第1回の総会から4年に一度開催され，今回で23回を数える歯科界最大の学術集会です．

　今回は，総会史上初めて，関門海峡を渡り九州・福岡の地での開催となり，福岡歯科大学を主幹校とし，協力校の九州内4大学（九州歯科大学，九州大学大学院歯学研究院，長崎大学歯学部，鹿児島大学歯学部）や九州地区連合歯科医師会の協力による開催となりました．

　総会のメインテーマは「歯科医療　未来と夢」としました．このテーマには私たちが健康で質の高い生活を営む上で，口腔の健康は重要な役割を果たしていることが社会に認知され，歯科医学・医療に対する国民の期待がますます高まるなか，将来の歯科界を担う若い歯科医師をはじめ，多くの歯科医療関係者が，それぞれに歯科医療の未来と夢について考え，モチベーションをいっそう高めるよい機会になればという願いを込めています．また，総会では再生医療をはじめとする先端的な医療の展開，口腔医療の担う新しい歯科医療の展開，健康寿命をキーワードに研究室や臨床現場における最新の成果から，歯科医療の理解に役立つ一般的な知識まで，参加されたお一人お一人が満足していただける総会を目指しました．

　本書は，この総会の礎となった歯科医学・医療の最新の情報を，写真や図を使ってわかりやすく解説し，一般の方々に発信するために企画したものです．国民の皆様の健康を口腔から守り，質の高い生活を営んでいただくための一助となれば幸いです．

2016年10月

第23回日本歯科医学会総会会頭
水田祥代

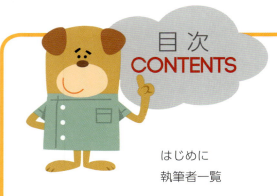
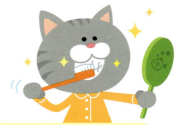

はじめに
執筆者一覧

第1章　お口の健康とからだの健康

1. むし歯とからだの健康　ほうっておくとあぶないことも ………………………… 2
2. 歯周病とからだの病気　歯周病が影響する糖尿病・心臓病・脳梗塞 ………… 4
3. 喫煙とからだの健康　タバコは万病のもと ………………………………………… 6
4. 口臭とからだの不調　お口のにおいが気になりませんか？ ……………………… 8
5. 妊産婦さんとお口の健康　健康なお母さん　元気な赤ちゃん …………………… 10
6. 食生活とこどもの成長　食べ物の硬さや栄養バランスに気をつけましょう …… 12
7. 舌は健康のバロメーター　"あっかんべえ"で自分の健康を見てみましょう … 14
8. お口に出るアレルギー　意外と知られていないお口の中のアレルギー ………… 16
9. お口のできもの　白いものや硬いものに気づいたら歯科医師にご相談を ……… 18
10. 骨粗しょう症とお口の健康　お薬を使われている方は歯科医師にご相談を …… 20
11. お口とこころの健康　お口の不快感はこころの不調からくることも …………… 22
12. 怖くない歯科治療　リラックスして治療を受けましょう ………………………… 24

第2章　かみ合わせとからだの健康

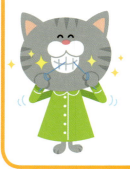

1. かみ合わせ治療とQOLの向上　よいかみ合わせでハッピーライフを …… 26
2. 口呼吸　お口で呼吸するといろいろな不具合が… ……………………………… 28
3. 顎関節症　あごがカクカクしませんか？ ………………………………………… 30
4. かみしめとからだの健康　くいしばりにご注意を ……………………………… 32

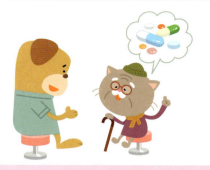
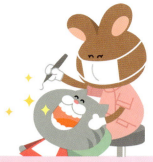

第3章　いつまでも自分の歯で

1. 歯医者さんとの上手なつきあい方　こどもの時からはじめましょう …………… 34
2. お口のメインテナンス　美容院や床屋さんに行くように歯科医院に通いましょう …… 36
3. 上手な歯みがきの工夫　歯ブラシだけではもう古い？ …………………………… 38
4. お口の乾燥とからだの健康　お年寄りに多いドライマウス ……………………… 40
5. がんと口腔ケア　お口の健康が全身の健康を守る ………………………………… 42
6. 誤嚥性肺炎とお口の汚れ　お口の清掃で肺炎予防を ……………………………… 44
7. 認知症とお口の健康　しっかりかんで認知症予防を ……………………………… 46
8. 歯の喪失とからだの健康　歯を大切にして健康長寿を …………………………… 48

第4章　これからの歯科治療

1. デジタル時代の歯科治療①　セラミックでお口とからだにやさしい治療を ……… 50
2. デジタル時代の歯科治療②　エックス線撮影のデジタル化がもたらすもの ……… 52
3. インプラントとからだの健康　まずはしっかりとご相談を ……………………… 54
4. 再生医療　失われた歯とお口の再生はどこまで可能か …………………………… 56

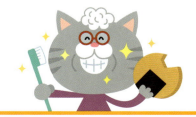
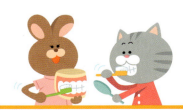

執筆者一覧（五十音順） (第1版第1刷発行当時)

阿南　壽	福岡歯科大学口腔治療学講座歯科保存学・教授	橋本憲一郎	福岡歯科大学口腔・顎顔面外科学講座口腔腫瘍学・講師
池邉哲郎	福岡歯科大学口腔・顎顔面外科学講座口腔外科学・教授	埴岡　隆	福岡歯科大学口腔保健学講座口腔健康科学・教授
石川博之	福岡歯科大学・学長	馬場篤子	福岡歯科大学成長発達歯学講座成育小児歯科学・病院准教授
泉　利雄	福岡歯科大学口腔治療学講座歯科保存学・病院教授	平木昭光	福岡歯科大学口腔・顎顔面外科学講座口腔腫瘍学・准教授
大野　純	福岡歯科大学再生医学研究センター・教授	廣藤卓雄	福岡歯科大学総合歯科学講座総合歯科学・教授
大星博明	福岡歯科大学総合医学講座内科学・教授	古村南夫	福岡歯科大学総合医学講座皮膚科学・教授
岡　暁子	福岡歯科大学成長発達歯学講座成育小児歯科学・准教授	牧野路子	福岡歯科大学総合歯科学講座高齢者歯科学・講師
尾崎正雄	福岡歯科大学成長発達歯学講座成育小児歯科学・教授	松浦尚志	福岡歯科大学咬合修復学講座冠橋義歯学・准教授
香川豊宏	福岡歯科大学診断・全身管理学講座画像診断学・准教授	森田浩光	福岡歯科大学総合歯科学講座総合歯科学・病院教授
梶井貴史	福岡歯科大学成長発達歯学講座矯正歯科学・准教授	山﨑　純	福岡歯科大学細胞分子生物学講座分子機能制御学・教授
加藤智崇	福岡歯科大学総合歯科学講座高齢者歯科学・助教	山下潤朗	福岡歯科大学口腔・顎顔面外科学講座口腔顔面美容医療センター・教授
金子高士	福岡歯科大学口腔医療センター・教授		
金光芳郎	福岡歯科大学総合医学講座心療内科学・教授	山野貴史	福岡歯科大学総合医学講座耳鼻咽喉科学・教授
栢　豪洋	福岡医療短期大学・学長	山本勝己	福岡歯科大学咬合修復学講座口腔インプラント学・講師
城戸寛史	福岡歯科大学咬合修復学講座口腔インプラント学・教授	湯浅賢治	福岡歯科大学診断・全身管理学講座画像診断学・教授
古賀千尋	福岡歯科大学口腔医療センター・教授	吉永泰周	福岡歯科大学口腔治療学講座歯周病学・准教授
小島　寛	福岡歯科大学成長発達歯学講座障害者歯科学・教授	米田雅裕	福岡歯科大学総合歯科学講座総合歯科学・教授
坂上竜資	福岡歯科大学口腔治療学講座歯周病学・教授	米津博文	福岡歯科大学口腔・顎顔面外科学講座口腔外科学・講師
佐藤博信	福岡歯科大学咬合修復学講座冠橋義歯学・教授	力丸哲也	福岡医療短期大学・准教授
篠﨑陽介	福岡歯科大学咬合修復学講座冠橋義歯学・助教		
髙橋　裕	福岡歯科大学咬合修復学講座有床義歯学・教授	**編集世話人**	
谷口省吾	福岡歯科大学診断・全身管理学講座麻酔管理学・教授	水田祥代	福岡学園・理事長／第23回日本歯科医学会総会・会頭
谷口奈央	福岡歯科大学口腔保健学講座口腔健康科学・准教授	北村憲司	福岡歯科大学・常務理事
玉置幸雄	福岡歯科大学成長発達歯学講座矯正歯科学・講師	石川博之	福岡歯科大学・学長
都築　尊	福岡歯科大学咬合修復学講座有床義歯学・准教授	佐藤博信	福岡歯科大学咬合修復学講座冠橋義歯学・教授
利谷幸治	福岡歯科大学口腔・顎顔面外科学講座口腔外科学・講師	坂上竜資	福岡歯科大学口腔治療学講座歯周病学・教授
内藤　徹	福岡歯科大学総合歯科学講座高齢者歯科学・教授	内藤　徹	福岡歯科大学総合歯科学講座高齢者歯科学・教授
永井　淳	福岡歯科大学・福岡医療短期大学地域連携センター・教授	平木昭光	福岡歯科大学口腔・顎顔面外科学講座口腔腫瘍学・准教授

第 1 章
お口の健康とからだの健康

第 2 章
かみ合わせとからだの健康

第 3 章
いつまでも自分の歯で

第 4 章
これからの歯科治療

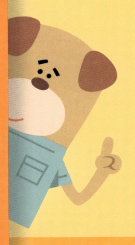

むし歯と からだの健康
ほうっておくとあぶないことも

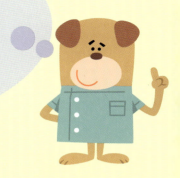

むし歯を放置すると，あぶないこともあります
早めの治療をおすすめします！

　年代別にみると，こどものむし歯は年々減少していますが，大人のむし歯は減っていません．大人のむし歯には，治療済みの歯がむし歯になったもの（二次う蝕）や歯ぐきがやせて露出した歯の根もとに起きるむし歯（根面う蝕）があります．

　少し驚かれるかもしれませんが，むし歯が原因の死亡例が，世界中で報告されています．たとえば，2011年のアメリカでは，24歳の男性が親知らずのむし歯を放置したため，むし歯菌（バイ菌）が脳にまで達して死亡しました．また，2013年には，シチリア島に住む18歳の女性がむし歯を放置した結果，敗血症にかかって死亡しました．

　古くから「歯性病巣感染」という言葉で，「お口の中のバイ菌が，全身疾患を引き起こしたり，最悪のケースでは死を招く」可能性があることへの警鐘が鳴らされています．もちろん誰にでも起こる話ではありませんが，ここでは運の悪い病気の進行について解説します．

むし歯菌（バイ菌）の感染で骨が溶けます

　まず，穴が空いたむし歯は自然治癒することはありません．ほうっておくとバイ菌はどんどん病巣を広げ穴は深くなり，バイ菌が歯の神経を侵すようになります．そのため，多くの人がその痛みに耐えかねて歯科医院を訪れることになります．しかし，不幸にも治療を受けずに穴を放置したままにしますと，歯の神経は死に，バイ菌は根尖性歯周炎という感染症を引き起こし，歯の根の周りの骨を溶かしていきます．

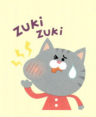

第1章　お口の健康とからだの健康

バイ菌の感染で顔が腫れます

　根尖性歯周炎が進行し，歯が植わっているあごの骨の中で化膿した炎症が広がると，根尖病変とよばれるようになり，あごの下のリンパ節が腫れるようになります．激しい時には，顔が変形し左右非対称になります．さらに，ひどい場合では，化膿した炎症が周囲の歯槽骨骨髄あるいは顎骨骨髄にまで達し，骨髄炎を引き起こすこともあります．

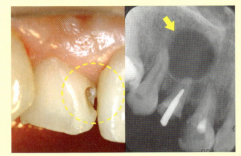

上の前歯に，むし歯の穴が見られます（左）．あごの骨の中で化膿した炎症が広がると，エックス線写真で歯の根の先に黒い影（→）が見えるようになります．

バイ菌が血流に乗って全身に広がり，命にかかわる病状を引き起こすことがあります

　通常，バイ菌が血管内に侵入しても血液中には免疫機能を担う白血球がいますので，バイ菌が全身に広がることはありません．しかし，白血病などの血液疾患や糖尿病などの基礎疾患があったり，栄養状態が悪かったり，疲労が蓄積していたりすると，免疫力は低下し，白血球による防御機能が十分に発揮されないことになります．この際には，バイ菌が血管に入って全身に運ばれる菌血症へと移行します．また，バイ菌はアレルギー性の腎炎や関節炎，皮膚炎の引き金となることがあります．

　さらに運が悪いと，感染性心内膜炎が引き起こされることがあります．感染性心内膜炎とは心臓にバイ菌が感染し，菌血症や血管塞栓などを起こす全身性敗血症性疾患です．発症率こそ低いものの，死に至ることがあるおそろしい病気です．

　ただし予防することはできます．感染性心内膜炎による最悪のケースを招かないために，定期的に歯科医院を受診してお口の中を診察してもらうことをおすすめします．

（泉　利雄，阿南　壽）

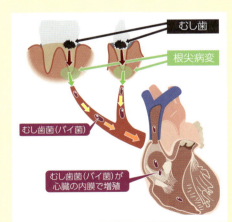

歯の根まで進んでしまったむし歯を放置しておくと感染性心内膜炎を引き起こすことがあります．

歯周病とからだの病気
歯周病が影響する糖尿病・心臓病・脳梗塞

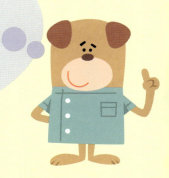

歯ぐきの健康は全身の健康に影響します

　歯周病は歯周病菌といわれるバイ菌によって引き起こされます．歯周病菌は歯周ポケットとよばれる歯と歯ぐきの境目の深い溝の中で増えます．歯周病菌やそれが作り出す毒素は歯ぐきの中に常に侵入してくるため，血液中の免疫機能を担う白血球が，歯周ポケットの周りの歯ぐきに集まってきます．白血球は菌を食べたり，サイトカインとよばれる物質を周囲に出して炎症を起こすことによって歯周病菌と戦っています．しかし歯ぐきで退治できなかった歯周病菌や毒素，そしてサイトカインは血管を介して全身をめぐります．そして臓器やからだ中の組織に作用し，全身の健康に影響します．
　ここでは，全身の病気の中でも特に糖尿病と心血管病について歯周病との関連性について解説します．

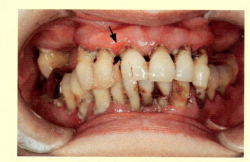

歯周病のお口の写真
歯の周りにプラークとよばれるバイ菌のかたまりが付着し，その周りの歯ぐきが赤くなっています（→）．歯ブラシが当たると容易に出血します．

糖尿病と歯周病の深い関係

　糖尿病は細胞が血糖を利用するために必要なインスリンとよばれるホルモンが作られなくなったり，その効きめが低下することにより，血液中に糖があふれて高血糖になる病気です．高血糖の状態が長く続くと，網膜症による失明，腎不全，神経症，さらには脳梗塞や心筋梗塞，閉塞性

第1章　お口の健康とからだの健康

動脈硬化症などの合併症に加えて，歯周病を起こすリスクが高くなります．

　また歯周病が重度になると糖尿病のコントロールが不良になります．これは歯ぐきに集まった白血球が作ったTNFαとよばれるサイトカインが全身の細胞に作用することで，インスリンが効きにくくなるためです．ですから糖尿病で歯周病になっている患者さんに歯周病の治療を行い，歯ぐきで作られるTNFαの量が減少すると血糖のコントロールがよくなります．このように歯周病と糖尿病はお互いに悪影響を及ぼし合っています．

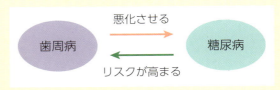

糖尿病と歯周病の関係
お互いに病気を悪化させます．糖尿病の治療を行うためには歯周病の治療が，また逆に歯周病の治療には糖尿病の治療が必要になります．

心臓病や脳梗塞にもなりやすくなります

　狭心症・心筋梗塞や脳梗塞は血管の内部にアテローム（粥種(じゅくしゅ)）とよばれる脂肪を主にしたかたまりができることなどにより，血管が狭くなったり，詰まったりする病気です．心臓や脳の細胞に栄養や酸素を送ることができなくなり，心臓や脳が働かなくなって，死に至ります．一般的に喫煙，高血圧，脂質異常や糖尿病があると心筋梗塞や脳梗塞になりやすくなりますが，歯周病にかかっている人は歯周病がない人と比較して心筋梗塞・脳梗塞になっている割合が高いことが明らかになりました．そしてアテロームの中からかなりの頻度で歯周病菌が見つかっています．

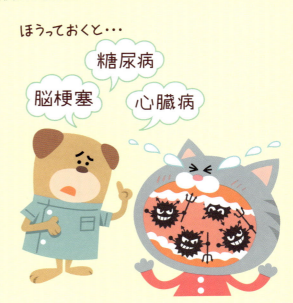

歯周病をきちんと治しましょう！

　日本人の3割以上が重度の歯周病をわずらっています．そして歯周病は糖尿病や心臓病・脳梗塞とつながりがあります．歯周病をきちんと治療することや予防することは，からだ全体の健康を保つためにも重要になります．

（金子高士，大星博明）

喫煙と からだの健康
タバコは万病のもと

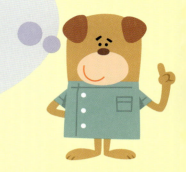

タバコの煙はお口のバイ菌の感染力を高めます

　最近，ニコチンなどのタバコの成分がからだの抵抗力を弱め，歯周病，むし歯，口腔がんの原因になるバイ菌の感染力や病気を引き起こす力を高めることがわかってきました．お口がタバコの煙にさらされ続けると歯周病や口腔インプラントの治療効果にも悪影響を及ぼします．お口はからだ全体の健康の入口です．タバコの煙を吸い込むと，お口のバイ菌が強くなり，さらにお口とつながっている，からだ全体の病気にもかかりやすくなるといわれています．

タバコは自分のからだをむしばみます

　最近では日本でもタバコを吸っている人は減ってきていますが，それでもまだ全体の約 20％の人がタバコを吸っており，平成 34 年度の目標値 12％と比べて高いです．
　タバコは平均寿命を 10 年短くするといわれており，からだのいろいろなところに影響します．タバコを吸うと，がん，心筋梗塞，脳梗塞，高血圧，糖尿病，骨粗しょう症，慢性閉塞性肺疾患，歯周病など多くの病気にかかりやすくなり，がんで死亡する危険度が，喉頭がんでは 32.5 倍，肺がんでは 4.45 倍になり，がん全体でも 1.65 倍と死亡率を高めます．さらにお口の中にも影響し，歯周病には 5 倍かかりやすく，歯の寿命が 10 年短くなります．
　病気だけでなく，タバコを吸うことで皮膚のハリがなくなり，目尻やお口の周りにシワが増えることにより，実年齢よりも老けて見えます．これをスモーカーズフェイスとよんでいます．

タバコは周りの人の健康にも影響を与えます

国内で受動喫煙が原因で死亡する人は年間約1万5,000人にのぼります．タバコを吸う夫を持つと妻の肺がんの死亡率が2倍になります．さらにタバコの煙は胎児の異常やこどもの喘息などの呼吸器病に影響し，乳幼児突然死症候群のリスクは10倍になります．

タバコを吸っている人の中に，「換気扇の下で吸っているから」「空気清浄機を使用しているから周りには迷惑をかけていない」と思っている人がいますが，それは間違いです．両親ともにタバコを吸わないこどもと比べて，換気扇近くで吸う場合でもこどもの尿中のニコチン量は3.2倍になります．また空気清浄機の説明書にタバコの有害物質はほとんど除去できないことも明記されています．受動喫煙はこどものむし歯が増える原因にもなります．

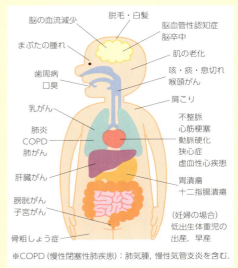

喫煙がもたらす主なからだへの害

屋内が全面禁煙化されると，心筋梗塞や脳卒中，喘息での入院が減り，一般の職場の禁煙で8％の病気が減り，さらに，レストランやバーも禁煙になれば，その効果は15％に高まります．

タバコを吸うのは依存症という病気です

タバコを吸うと悪いことばかりで，タバコをやめると咳や痰が止まり，呼吸が楽になった，味覚や嗅覚が鋭敏になって食事がおいしく感じられるようになった，肩こりがなくなり肌の調子がよくなったなど，たくさんよいことがあります．ではなぜタバコはやめられないのでしょうか？

タバコの煙には，麻薬にも劣らない依存性を持つニコチンが含まれています．さらにタバコを吸ってよかった記憶や身についたくせ，習慣などの心理的依存もあります．このようなことから最近では，タバコを吸うのは依存症であり，病気だという考え方が一般的になっており，禁煙治療に健康保険が適用されています．

皆さん，この機会に禁煙外来などを受診してタバコをやめましょう．普段，タバコを吸わない方も，他人のタバコの煙を吸わないようにしましょう．

（埴岡　隆，吉永泰周）

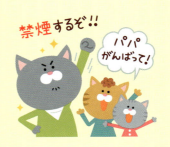

口臭と
からだの不調
お口のにおいが気になりませんか？

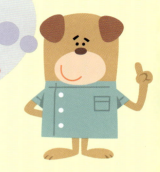

口臭の大部分はお口から，
でもからだの不調からくる場合もあります

お口が原因の場合

　口臭は主に歯周病菌などのバイ菌がお口の中のタンパク質を分解して，くさいガスを作ることによって発生します．したがって，歯周病や大きなむし歯があるとバイ菌が増えて口臭が強くなります．

　また，意外に気づかないのが舌の汚れからくる口臭です．歯周病やむし歯がない健康な人でも，舌の汚れ（舌苔）から口臭ガスが出ることがあります．

　その他，汚れた入れ歯やかぶせ物のすきまにはバイ菌がたくさんすんでいますので口臭の原因になります．

　唾液にはバイ菌を洗い流したり殺したりする働きがありますので，唾液の量が減るとバイ菌が増えて口臭が強くなります．

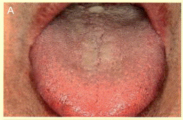
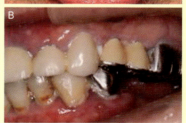

口臭の主な原因
（A：舌苔，B：口腔清掃不良や歯周病）

からだの不調が原因の場合

　頻度は多くありませんが，お口以外の原因で口臭が強くなることがあります．

　鼻や喉はお口に近いので，ここに病気があると口臭が強くなります．また，肺や気管支に問題があると息がくさくなります．肝臓，腎臓，泌尿器などに問題がある場合，発生したガスが血液中に溶け込み，最後は肺から出てきますので，くさい息として認識されます．また，独特の甘苦い口臭で糖尿病が見つかることもあります．

口臭予防の基本はお口のお手入れと全身の健康管理です

　歯みがきはお口の中の汚れやバイ菌を減らすので口臭予防に有効です．そして，むし歯の早期発見や歯石除去のために定期的に歯科医院を受診することをおすすめします．また舌が白くなった場合，舌ブラシで軽く舌苔を取ると口臭が減ります．ただ，やり過ぎや力の入れすぎには注意しましょう．年齢やお薬の影響でお口が渇きやすい人は，お口や舌を動かしたり唾液腺マッサージをすると唾液の量を増やすことができます．入れ歯の清掃は自分でできますが，かぶせ物のすきまはわからないので歯科医院でみてもらいましょう．

　日頃から全身の健康管理に気をつけることも重要です．口臭が強いけれどお口の中に問題がない場合は，全身の状態に問題がないか確認しましょう．

気にしなくてもいい口臭，思い込みの口臭もあります

　誰でも起床時や空腹時は口臭が強くなります．歯みがきをする，うがいをする，お茶を飲む，おやつを食べるなどの工夫で乗り切りましょう．また，口臭は自分ではよくわかりません．他人の仕草などから自分の口臭が気になる時は，ひとりで悩まず歯科医院で相談しましょう．

口臭に関する最近のトピック

　胃がんや肺がんなどがあると独特のにおいが発生するため，息のにおいを調べることによって全身の病気を見つける研究が行われています．また，胃の病気に関連しているピロリ菌と口臭の関係も注目されています．

　また，ある種の乳酸菌（WB21 株）を含んだタブレットをなめると，歯ぐきの状態が改善し，口臭が減ることなども明らかになってきています．乳酸菌がお口の中の悪玉菌を減らし，善玉菌の割合が多くなったためだと考えられます．

　口臭はお口や全身の健康と関わっています．口臭をきちんと測定し，口臭を減らすことはお口と全身の健康増進にも役立つと考えられます．

（米田雅裕，廣藤卓雄）

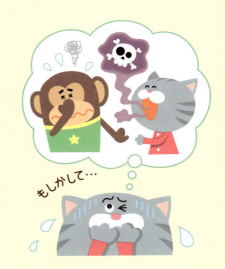

妊産婦さんと
お口の健康
健康なお母さん　元気な赤ちゃん

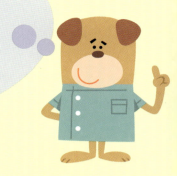

お母さんのお口の健康は安産への近道

　妊娠によるホルモンバランスの変化やつわりは，お口の環境を大きく変化させます．お口のケアがうまくできない状態が続くと，妊娠関連歯肉炎や歯周炎が起こりやすくなります．歯ぐきの慢性の炎症は，大きな腫れや強い痛みは起こしませんが，安心はできません．歯ぐきで作られた「炎症物質」が血管で運ばれて，早産や低体重児出産の原因になる可能性があるからです．

妊婦歯科健診を受けましょう

　各自治体では妊婦歯科健診が行われており，実施歯科医院は自治体のホームページなどで調べることができます．妊婦歯科健診では，むし歯，歯ぐきの炎症や歯石の有無などをチェックします．お住まいの自治体によっては健診費の一部が補助されます．妊婦歯科健診を受けて，母子健康手帳の「妊娠中と産後の歯の状態」のページに結果を記入してもらいましょう．

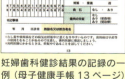

妊婦歯科健診結果の記録の一例（母子健康手帳 13 ページ）

妊娠中の歯の治療をどうするか？

　妊娠中に治療の必要なむし歯や歯周病が見つかった場合でも，おなかの赤ちゃんへの影響を考えると，内服薬を使うような治療は極力避けたいものです．治療するのは，出産までに症状が重くなって困ってしまいそうなところにとどめておくのがよいと考えられます．
　その場合でも，おなかの赤ちゃんの状態に配慮しながら治療の計画を立てます．たとえば，妊

第1章　お口の健康とからだの健康

娠初期は歯ブラシの練習などを中心に極力短時間の治療にとどめ，妊娠中期（妊娠20〜28週）を待って歯石の除去などの歯ぐきの炎症を抑える治療を行うようにします．歯を抜くことや，歯ぐきの手術などは，できるだけ出産後にしますが，どうしても必要な場合には妊娠中期に歯ぐきの炎症を鎮めてから行うようにします．

　また，臨月が近づいてくると治療用の椅子に長時間仰向けに座ることも難しくなります．痛いのをずっと我慢して歯医者さんに駆け込むよりも，妊娠中期に安心で安全な治療を受けるほうがスマートといえます．

予防にまさる治療はありません

　妊娠の期間を通じて，歯と歯ぐきの健康を保つために大事なことは，実は妊娠前からの予防歯科処置です．定期的に歯周病やむし歯の検査を受けましょう．詳しいエックス線写真検査も安心して受けられます．歯みがき指導や歯科衛生士による歯のクリーニング，歯石除去などは，妊娠中も安心して受けられる安全な予防処置ですので，妊娠中のお口の健康を保つのに役立ちます．

赤ちゃんに健康な細菌フローラをバトンタッチしましょう

　お母さんの歯のカルシウムが，赤ちゃんにとられてしまうことはありません．実際に歯を溶かしているのは，お母さんのお口の中の悪玉菌の1つであるむし歯菌です．お口の中には，善玉菌や悪玉菌を取り混ぜた細菌集団（細菌フローラ）がいます．これらの細菌フローラは，口移しなどによって赤ちゃんに受け継がれることが知られています．一度定着した細菌フローラは，後から侵入してくる悪玉菌を追い出すバリアとして働くと考えられています．お母さんのお口の中の細菌フローラを健全なものにしておくことが，赤ちゃんのむし歯や歯周病の予防にもつながっていくのです．赤ちゃんに健康な細菌フローラをバトンタッチしていきましょう．

（永井　淳，岡　暁子）

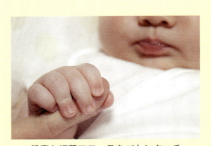

健康な細菌フローラをバトンタッチ

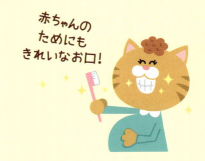

食生活と
こどもの成長
食べ物の硬さや
栄養バランスに気をつけましょう

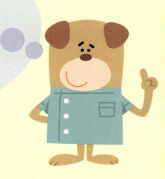

お口の機能の低下で歯並びの異常が起こる

　最近，こどものむし歯は減少傾向にあるようです．その反面，私たちの大学病院に来院される患者さんの多くは，歯並びの改善などを希望されるようになってきました．このようなこどもたちの口元やお口の中を観察しますと，お口を閉める筋肉が緩み，舌の位置も上あごに正しく当たっておらず，下がった状態になっていることが気になります．

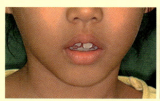 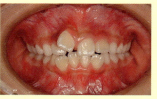

緩んだ口元とお口の中

　また，食事もカレーライスやラーメンなど軟らかいものばかりを食べており，お口の機能の低下が気になります．このように，最近のこどもたちは，お口の機能異常が多く，治療ではお口の機能訓練などの対応が必要な症例が増えてきました．これは，日本の食文化が急激な欧米化に伴い，軟食化傾向が著しく，このためにかみ方や飲み込み方が下手なこどもたちが多くみられるようになったことが考えられます．特に小学生の時期は乳歯から永久歯に生え変わるので，あごの発達が歯並びに影響します．よくかんであごを鍛えられるよう，食物繊維の多い野菜や海草，豆類，乾物類などを意識的に増やすとよいといわれています．前歯が生え替わる低学年は，食べ物をこぼしやすく，またかむ能力も低下します．このような時はくちびるをしっかり閉じてかんで飲み込みます．奥歯が生え替わる時期にも同様に配慮が必要です．よくかむことは，食品を飲み込みやすくするばかりではなく，あごや脳の発育を助け，各種免疫機能やタンパク質が入ってい

る唾液と混ぜ合わせることによって，細菌や毒素を中和し，健康なからだを維持する働きがあります．十分にかんでいない現代人は，免疫機能も劣ってきていると考えられます．私たちの教室が以前行った調査でも，かみ方が下手なこどもたちは，下痢や風邪をひきやすい傾向にあることがわかりました．

軟食化によってかむ回数の低下と健康被害が起こる

このようによいかみ方には色々な効能があるのですが，前にも述べたように現代人には軟食化傾向があり，齋藤らの研究でも古代人と比べてかむ回数が極端に減っていることがわかっています．これによりますと，卑弥呼の時代の復元食ではかむ回数が3,990回なのに対して，現代食では620回しかなく，食事時間も短くなっています．かむ回数の低下は筋力の低下につながり，あごの形にまで影響を及ぼしてきます．これらは，こどもたちの歯列不正や肥満を招くばかりでなく，健康面や心理面での問題も誘発しているようです．

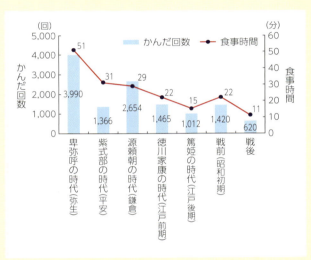

各時代の復元食によるかんだ回数と食事時間
（齋藤滋「よく噛んで食べる 忘れられた究極の健康法」NHK出版）

かむ回数を増やして健康になろう

かむ回数を増やすことでこどもは健康になり，肥満も防ぐことができます．よくかむためには，一口で食べる量や食べ物の硬さを考える必要があります．かむ回数を増やすためには昔ながらの煮物などの薄味の日本食が最適です．こどもたちの健康を守るためにも，調理を工夫して一口30回のかむ訓練をしましょう．

（尾崎正雄，馬場篤子）

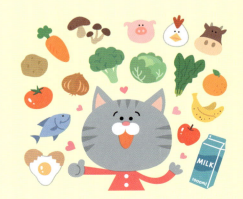

舌は健康のバロメーター

"あっかんべえ"で自分の健康を見てみましょう

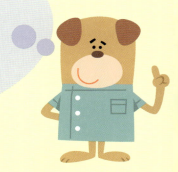

舌（ベロ）は全身の鏡です

舌は食べ物に混じった髪の毛1本も見逃しません．それだけ敏感な臓器です．敏感なのは食べ物にだけではありません．からだの調子にも敏感です．他の病気の症状が舌に現われることがあるのです．

下の舌の写真を見てください．左側は健康な方の舌，中央は鉄分が不足した方の舌，右側はビタミンが不足した方の舌です．

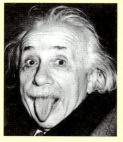

アインシュタインの舌

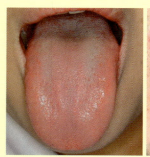
健康な舌

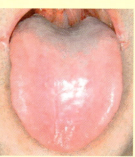
鉄分が不足した舌

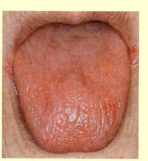
ビタミンが不足した舌

ビタミン B_{12} や鉄などの栄養素が不足すると貧血になることがあります．貧血の人の舌はザラザラ感がなくなって，写真のようにつるっとして，ヒリヒリと痛むことがあります．食べにくい，飲み込みにくいといった症状も出てきます．

第 1 章　お口の健康とからだの健康

からだの抵抗力（免疫力）が落ちると舌に菌が繁殖します

　免疫力が低下して元気がなくなると舌に白い苔のようなものがこびりつきます（下の写真左）．白い苔の原因はカビの一種の繁殖です．

　からだの活力が低下して寝たきりになったり，お口から食事をとることができないと，舌はすぐに汚れて茶色っぽくなります（下の写真右）．舌は動かすことによってキレイになるのです．汚れた舌，すなわち菌が繁殖した舌は肺炎の原因となります．汚れのついていないピンク色の舌は，お口から食事をとってよくかんで食べている元気の印です．

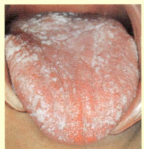 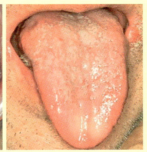

カビの一種が繁殖している舌　　　汚れた舌

他にもいろいろな病気の症状が舌に現れます

　下の写真の左の舌は自己免疫疾患の方，右の舌はお薬に対するアレルギーの方です．どちらも舌が原因ではありません．他の病気の症状が舌に現れているのです．このように舌の変化から全身の病気が発見されることがあるのです．

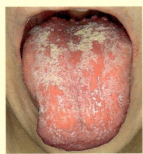 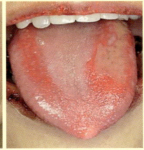 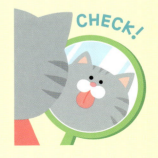

自己免疫疾患の舌　　　お薬アレルギーの舌

（利谷幸治，池邉哲郎）

お口に出る
アレルギー

意外と知られていない
お口の中のアレルギー

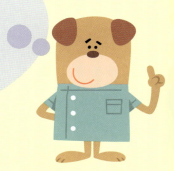

　近頃，春先になると，花粉症が原因で鼻炎や結膜炎を発症し苦しそうな方が，身内や知り合いの中にたくさんいらっしゃると思います．花粉症は，スギやヒノキの花粉に対するアレルギーで，その他にも身近なアレルギー疾患としてアトピー性皮膚炎，気管支喘息などが代表的な疾患としてあげられます．

　アレルギーとは本来，細菌やウイルス，からだにできたがん細胞などを排除する免疫反応が，花粉，ダニ，食べ物，ほこりなどに対して過剰に起こることをいいます．過剰な免疫反応の原因となる花粉やダニなどを，アレルゲンとよびます．意外と知られていませんが，お口の中にもアレルギーがあり，長年お口の中の違和感や炎症などで苦しんでいたら，原因が何らかのアレルギーだったということもあります．ここでは代表的なお口のアレルギー疾患を紹介します．

こうくうへんぺいたいせん
口腔扁平苔癬

　お口の中の粘膜が，白いレース様の白斑とともに赤くなったり，ただれたりする慢性の病気です．中年以降の女性に多く見られ，症状が重いとヒリヒリして食事がしづらかったり，歯みがきができなかったりします．原因は不明なことも多いのですが，歯のつめ物やかぶせ物に使われる歯科用金属，お口の中の炎症，喫煙，ストレス，薬剤アレルギー，輸血や骨髄移植など

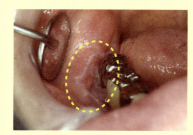

お口の中の金属が原因と思われる扁平苔癬

さまざまな原因が考えられています．よくみられる場所が，歯のかぶせ物の金属に接するほっぺたの粘膜（頬粘膜）であることが多いため，歯科用金属に関連することが多いと考えられています．症状が軽いと治療をせずに経過観察とすることもありますが，ステロイドの薬剤を使ったり，歯にかぶせてある金属を交換する場合もあります．

接触性口唇炎

くちびる（口唇）が炎症を起こして赤く腫れたり，裂けて出血したり，カサカサして皮がむけたりする症状があります．その中でも接触性口唇炎は，口紅，リップクリーム，乳液などの化粧品，歯みがき粉，石鹸，チューインガム，歯科用金属などが原因となるアレルギー疾患です．まれにキウイ，マンゴー，いちじく，やまいも，醤油などの香辛料が原因となることがあります．

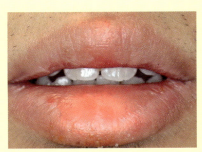

下くちびるに起きた接触性口唇炎

治療法は，原因となる物を使用せずに，かぶれた部位を安静にすることですが，原因の特定が難しく治療が困難となる場合があります．

口腔アレルギー症候群（OAS）

食事の時など，お口の中がムズムズしたり，かゆくなったりすることはありませんか？　それはもしかして食べ物のアレルギーかもしれません！

フルーツ，ナッツ，野菜などを食べた時に，お口の中の違和感やしびれ感，顔面の腫れが出現する病気で，口腔アレルギー症候群とよばれています．花粉症の人に起こることが多いとされています．また医療機関で使用するゴム手袋などのラテックス製品でも同様の症状を起こすことがあります．花粉症を起こすタンパク質成分（アレルゲン）とこれらの植物由来の食物に含まれるタンパク質の構造が一部共通しているために，お口の中でアレルギー反応が起きることで発症します．

治療法は，誘因となる食物を可能なかぎり避けることと，アレルギー反応が起きるのを抑える薬などを使用したりします．いずれにせよアレルギーを起こす物質を調べなければならず，口腔外科や皮膚科などの専門医の受診が必要になります．

（古賀千尋，古村南夫）

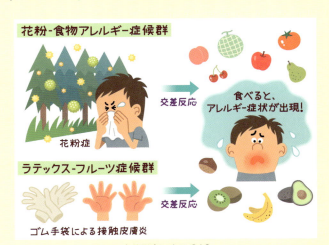

交差反応によるOAS

お口のできもの
白いものや硬いものに気づいたら歯科医師にご相談を

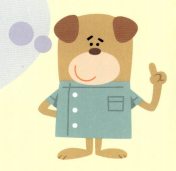

口腔がんってなに？

「口腔がん」って聞いたことがありますか？　日本におけるすべてのがんの1～3％と頻度は高くありませんが，年間の罹患数は約8,000人で年々増加しています．その他のがんと同じように，リンパ節や全身の臓器に転移をきたし，生命を奪うため治療が必要です．

がんはお口の中のどこにでも発生しますが，舌が一番多く全体の約60％，次いで歯肉（歯ぐき）18％，口底，頬粘膜（ほっぺたの粘膜），硬口蓋の順に発生します．

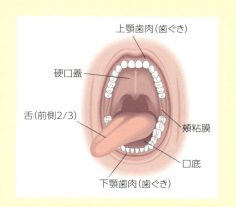

どんな症状がありますか？

視診では白色，赤色のことが多く，表面が凹んでいたり（潰瘍形成），膨隆していたりとさまざまです．触診では，しこりのように硬く感じます．

痛みはあったり，なかったりしますが，進行している場合は痛みを伴うことが多くなります．

またその他に似たような疾患として，前がん病変（がんになる一歩手前）である白板症（はくばんしょう）があります．これは口腔粘膜の白斑状の病変で，正常ともがんともいえない状態で，約10％前後ががん化するといわれています．

お口の中は狭い空間ですが，複雑で個人によって千差万別です．日頃，注意を払って観察することはあまりありませんので，正常なのか病気なのか自分では判断が難しいです．

第1章　お口の健康とからだの健康

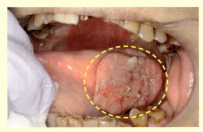
舌がん

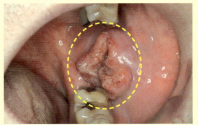
頰粘膜がん

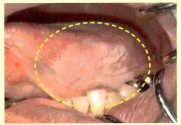
白板症

いつ，どこを受診したらよいですか？

❗ 口内炎の薬を1週間使用してもまったく改善しない
❗ 急速な（週単位の）増大が見られる
　このような症状に気づいたら，お近くの歯科医院に相談しましょう．

どのような検査がありますか？

擦過細胞診：病変の表面をこするだけの低侵襲な検査法です．
病理組織診：局所麻酔下で病変の一部を採取します．確定診断が可能です．

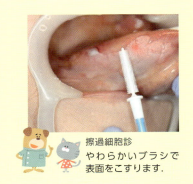
擦過細胞診
やわらかいブラシで表面をこすります．

治療方法を教えてください

　主な治療法は手術による治療，放射線による治療，化学療法（お薬による治療）などですが，いろいろな治療法があります．必要に応じてさまざまな組み合わせによる治療が行われます．
　また，白板症などの前がん病変は定期的な経過観察の場合もあります．

安心してください！

　「口腔がん」は目に見えるところに存在しますので，早期発見が可能です．進行したステージⅣでは50〜60％と治療成績が悪くなりますが，早期のステージⅠの5年生存率は90％以上です．
　つまり早期発見は最良の治療法なのです．

（平木昭光）

骨粗しょう症と
お口の健康

お薬を使われている方は歯科医師にご相談を

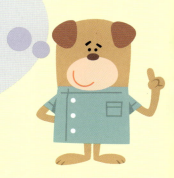

骨粗しょう症のお薬であごの骨がくさる!?

　骨粗しょう症になると骨が弱くなります．症状が進むと骨がスカスカになり，転んだだけで骨が折れたりもします．50歳以上の女性のおよそ3人に1人，70歳以上の男性のおよそ5人に1人が骨粗しょう症にかかるので，皆さんの中にも骨粗しょう症の治療薬を服用している方がいらっしゃるかもしれません．

　骨粗しょう症治療の第一選択薬として広く使われているのがビスフォスフォネート製剤です．アレンドロン酸，ゾレンドロン酸，リセドロン酸，ミノドロン酸，イバンドロン酸などがあります．ビスフォスフォネート製剤は骨が溶ける（骨吸収）のを強く抑え，骨を頑丈にすることによって骨折を防ぎます．同じように骨吸収を強く抑えて骨を丈夫にし，骨折を防ぐ治療薬にデノスマブというものがあります．デノスマブは皮下注射剤で半年に1回投与します．ビスフォスフォネート製剤とデノスマブはどちらもとても優れた骨粗しょう症の治療薬なのですが，きわめてまれにあごの骨に悪さをします．顎骨壊死といって，写真のようにあごの骨が部分的にくさりはじめるのです．

　ビスフォスフォネート製剤とデノスマブはがんの骨転移治療でも第一選択薬です．骨転移抑制や痛みの軽減に大きな効果があるからです．がんの骨転移治療の場合は，骨粗しょう症治療の場合よりも強い濃度で薬剤を使い，顎骨壊死が起こる率もぐんと高くなります．

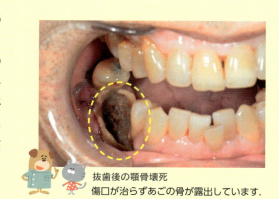

抜歯後の顎骨壊死
傷口が治らずあごの骨が露出しています．

顎骨壊死の治療はとても難しい

　顎骨壊死では，お口の中の傷口がいつまでたっても治らず，あごの骨の露出がだんだん大きくなっていきます．痛みがないこともありますが，感染してあごが腫れたり膿が出たりすると痛みます．顎骨壊死は，通常，抜歯など歯科での手術の後に起こることが多いのですが，歯周病や歯の根っこの病気，入れ歯でできたすり傷から起こることもあります．しかし，顎骨壊死がなぜ起こるのか，どうやったら予防できるのかは，まだはっきりとはわかっていません．さらに的確な治療方法も確立されていないのが現状です．顎骨壊死がひどくなるとあごのくさっている部分を切り取る処置も必要になってきます．

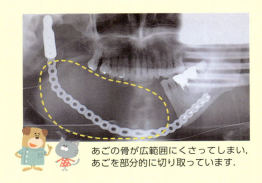
あごの骨が広範囲にくさってしまい，あごを部分的に切り取っています．

お口を清潔に，そして歯医者さんに相談を

　これまでの報告により，健康で衛生状態のよいお口では顎骨壊死は起こりにくいことがわかっています．ですから，ビスフォスフォネート製剤やデノスマブによる治療を予定している方は，歯医者さんにその旨を伝えてお口の中を検査してもらい，必要な治療を受け，クリーニングもして，お口を健康な状態に保たなければなりません．

　また，ビスフォスフォネート製剤やデノスマブによる治療をすでに受けている患者さんは，定期的に歯医者さんを受診し，お口のケアをきちんと受けることが，顎骨壊死の発症を予防するうえでたいへん重要なのです．

　やむなく抜歯が必要になった時は，かかりつけのお医者さんと歯医者さんがきちんと相談をし，必要があれば一時的にお薬を止める（休薬）などの対応をしてから，抜歯をすることになります．

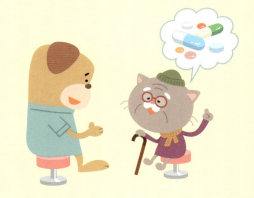

（山下潤朗）

お口と
こころの健康
お口の不快感は
こころの不調からくることも

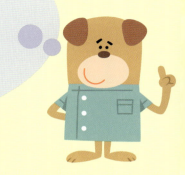

お口はこころの鏡です

　お口はとてもデリケートな場所です．からだの中でも，特に繊細で，すみずみまで神経が張りめぐらされており，ちょっとの変化でも敏感に感じ取ります．緊張するとお口はすぐにカラカラに乾きますし，ストレスがかかったり疲れたりすると，歯ぐきがゆるんで歯が浮いたように感じます．お口を健康に保つには，心身ともによい状態を保つことが大切になります．

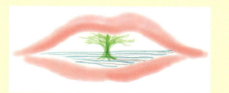

さまざまなお口の不快感

　お口の不快感は，むし歯などの歯の痛みだけではありません．舌をはじめ，敏感なお口の中はちょっとした不調で敏感となり，痛みを感じるようになります．ヒリヒリ，チクチク，ピリピリなどさまざまな痛み，ザラザラ，ネバネバ，ブツブツなどの不快な感覚，カラカラに乾燥した感じ，異物が当たる感じ，かみ合わせが合わない感じ，入れ歯による不快感，かむ時のあごの痛み，味がおかしい，味がしない，変なにおいや口臭がするなど，さまざまなお口の不快感を感じることがあります．

第1章　お口の健康とからだの健康

口腔心身症をご存じですか？

　これらのお口の不快感が長く続いて困る場合に，診察を受けてもなかなか原因がわからず，治療を受けてもよくならないケースがあります．そのようなものの中に「口腔心身症」とよばれるものがあります．体調の変化や，歯科治療後などなんらかの誘因がある場合が多く，お口の中が過敏になって症状が起こり，原因がわからずに症状が続いているものです．炎症や感染などの原因が見つからず，長期間にわたって舌が痛む「舌痛症（ぜっつうしょう）」，むし歯など異常が見つからず，治療を受けても痛みが取れない「非定型歯痛」，お口の中の異様な感覚が続く「口腔内異常感症」，ストレスなどが関係してあごが痛む「顎関節症」など，さまざまな口腔心身症があります．

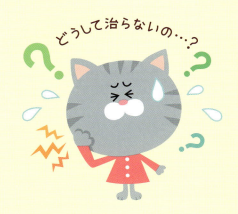

口腔心身症の治療

　原因がわからないお口の症状が続く場合には，まず歯科で原因をしっかりと調べましょう．そして，お口の感覚過敏が原因である時には，心療内科では感覚過敏をやわらげるお薬があります．ストレスなどが悪化の原因であれば，それらを減らす方法を考えたり，リラックスする方法を練習したりします．いずれにしても，患者さんと原因や対策についてよく話し合いながら，歯科との協力関係のもとに治療にあたります．歯科処置や痛み止めではなかなかよくならなかった症状が，そのような治療によって大幅に改善することがしばしばあります．もし，原因のわからない症状でお悩みの方がいらっしゃったら，治療中の主治医と相談してみるとよいでしょう．

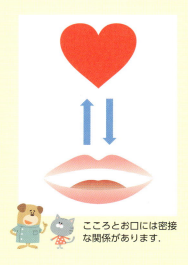

こころとお口には密接な関係があります．

（金光芳郎）

怖くない歯科治療
リラックスして治療を受けましょう

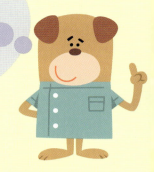

むし歯があるのに，治療が怖くて歯科医院に行けません…あきらめなければならないのでしょうか？

　歯科治療の時に器具をお口の中に挿入して治療を受けることに恐怖を感じる方や，以前に歯科治療中に気分が悪くなったことがあり，不安を持っている方がいらっしゃいます．また，高血圧や心臓の病気がある方は不安や緊張があると，さらに血圧が上がったり心臓の病気が悪くなったりすることもあり，歯科医院に行くことをためらっている方もいらっしゃると思います．しかし，あきらめてむし歯を放置しておくと，すでに述べられているように後で大変なことになります．

リラックスした状態で歯科治療を受ける方法があります

　笑気ガスや鎮静剤などを使用して，不安や恐怖心を和らげてリラックスした状態にして歯科治療を安全に行える方法があります．これを「精神鎮静法」といいます．精神鎮静法には「笑気吸入鎮静法」と「静脈内鎮静法」があります．

　笑気吸入鎮静法は低濃度の笑気ガス（亜酸化窒素）を吸入することで，意識は保たれたまま緊張がとれて，とてもリラックスした状態で歯科治療が受けられるようになります．こどもでも使用することがあります．

　静脈内鎮静法は精神安定薬や麻酔薬を静脈内に投与し，より深い鎮静状態を保ちます．眠っているうちに歯科治療が終

精神鎮静法の適応

歯科治療恐怖症
不安症
嘔吐反射
高血圧
心疾患
ストレスのかかる歯科治療
過換気症候群，パニック障害
その他

第 1 章　お口の健康とからだの健康

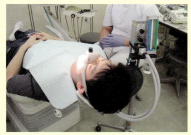
笑気吸入鎮静法

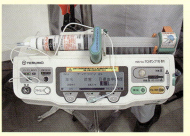
静脈内鎮静法に使用する薬と機器の一例

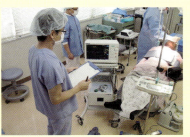
静脈内鎮静法下の歯科治療

わります．

　高血圧や心臓の病気を持っている患者さんに対しては，歯科治療中もモニターで患者さんの状態を監視していますので，何か異常が生じた際には，迅速に対応できます．抜歯やインプラント治療など時間がかかる歯科治療でも，精神鎮静法を受けることでストレスを和らげることができます．

　また以前に受けた歯科治療の際に，気分が悪くなったことがあって不安な方，お口の中に器具を入れられると思わず吐き気が出る嘔吐反射のある方でも安心して歯科治療を受けることができます．さらに不安により過換気症候群やパニック障害を起こすことがある方でも安心して歯科治療を受けることができます．

安全ですか？　血圧が高かったり，心臓が悪くても大丈夫ですか？

　精神鎮静法の危険性はゼロではありませんが比較的安全な方法です．歯科治療中は血圧や心電図，呼吸状態をモニターしています．歯科治療終了後は，薬剤の影響がないことを確認して，その日のうちに帰宅することができます．

　多くの方は精神鎮静法を受けることが可能ですが，からだの病気によっては受けられないことがあります．妊娠中の方も受けられません．

　精神鎮静法を希望される方は日本歯科麻酔学会が認定する歯科麻酔認定医のいる歯科医院や病院へご相談ください．

（谷口省吾）

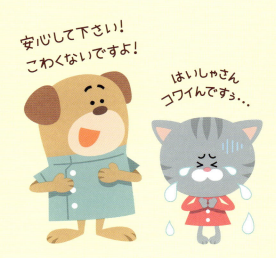

かみ合わせ治療とQOLの向上
よいかみ合わせでハッピーライフを

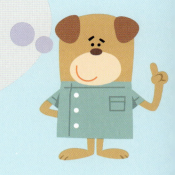

不正咬合ってなに？

「不正咬合」とは，歯並びやかみ合わせが悪い状態のことで，いろいろな種類があります．歯並びが悪い状態の代表例として，歯が凸凹に並んだ「叢生」があります．かみ合わせが悪い状態の例としては，下の前歯が上の前歯より前に出ている「下顎前突」，上の前歯が下の前歯よりも大きく前に出ている「上顎前突」，奥歯はかみ合っているのに前歯はかまずに隙間ができる「開咬」などがあります．

この不正咬合を放置するといろいろな問題が生じやすくなります．食べ物をかみ切りにくい，歯みがきがしづらいのでむし歯や歯周病になりやすい，発音がしづらいといった問題点があげられます．

また，見た目が気になるということも大きな問題です．人前で大きなお口を開けて笑えない，ついつい口元を隠して話してしまうなど，社会心理的な影響もあります．

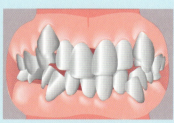
叢生

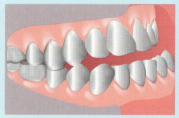
下顎前突

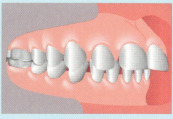
上顎前突

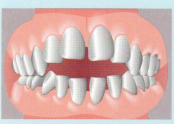
開咬

矯正歯科治療について

　永久歯の歯列の矯正では，「ブラケット」とよばれる器具を歯に装着して歯の位置関係を修正する「マルチブラケット装置」を用います．以前は金属製でしたが，近年では目立ちにくいプラスチックやセラミック製のブラケットもあります．

　成長期のこどもの矯正では，上下のあごの骨の成長がずれている場合には，あごの成長を促進，あるいは抑えるための専用器具を用いた治療を行います．また必要に応じて，歯の生え替わりを順調に進めるための治療なども行います．

　しかし，上下のあごの骨の成長が著しくずれていたり歪みが大きいなど，歯列矯正だけでは根本的に改善できない「顎変形症（がくへんけいしょう）」の場合には，あごの骨の外科手術も必要になります．手術はあごの骨の成長が止まってから行いますので，高校卒業以降に治療を開始する場合が多いです．

　矯正歯科治療は原則として自費診療ですが，顎変形症の治療においては，認定を受けた施設下（顎口腔機能診断施設）での治療にかぎり，健康保険が適用されます．

矯正歯科治療のメリット―QOL の向上

　矯正歯科治療を受けるメリットとしては，きちんとかめるようになる，発音の具合が悪かった方では正しい発音になる，叢生の方ではお口の清掃がしやすくなり，むし歯や歯周病になりにくくなる，などがあげられます．また口元が気にならなくなり，人前でもハキハキとしゃべれるようになるなど，社会心理面の改善も矯正歯科治療を受ける大きなメリットといえるでしょう．つまり，矯正歯科治療では，QOL（Quality of Life：生活の質）全般の向上が期待できます．

　歯並びやかみ合わせが気になったら，信頼のおける歯科医師と十分に相談し，納得のいく治療を受けていただきたいと思います．矯正歯科治療を受けて，よい歯並び・かみ合わせを得て，ハッピーライフをお過ごしください！

（梶井貴史，石川博之）

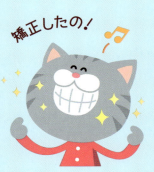

口呼吸
お口で呼吸すると いろいろな不具合が…

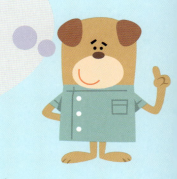

いつもお口がポカンと開いていませんか？

　呼吸には，空気の通り道の違いによって２つの種類があります．１つは鼻から空気が出入りする鼻呼吸，もう１つはお口から空気が出入りする口呼吸です．

　正常な状態は，鼻から息をする鼻呼吸の状態です．鼻から呼吸することで，吸った空気の中のゴミやバイ菌を取り除き，さらに，空気の通り道であるのど，気管，肺を守っています．口呼吸によりこれらの機能が悪くなると，免疫力の低下やアレルギー症状を引き起こしやすくなり，肺の機能に問題を生じることもあります．さらに最近では，呼吸と脳の活動との関係もわかってきていて，口呼吸すると集中力が減少したり疲労感が増加する可能性が報告されています．

　また，口呼吸によりお口がポカンと開いた状態は，お口の中のツバ（唾液）が乾燥しやすくなるため自浄性が低下し，口臭や歯周病の原因になります．また，乾燥により歯の表面のエナメル質の状態が悪くなり，変色やむし歯が進行しやすくなります．さらに，お口の開いた状態が長い間続くと，舌やくちびるの位置が変化して正しい筋肉の動きができなくなり，その結果，歯並びが悪くなることがあります．

口呼吸と歯並びの関係

　鼻づまりやくせなどで常にお口をポカンと開けた状態が続くと，口呼吸しやすくなり，舌の位置が通常よりも下のほうに変化します．これにより，くちびるも開いたままになり，ますます口呼吸をしてしまう悪循環に陥ります．その結果，前歯の傾きやあごの骨格のバランスに影響し，出っ歯や開咬（前歯がかみ合わないこと）などの歯列不正を引き起こします．反対に，もともと前歯の傾きや上下のあごの骨格のバランスに問題がある場合にも，口呼吸が起こりやすくなり，

歯列不正の問題がさらに大きくなります．

口呼吸と歯周病の関係

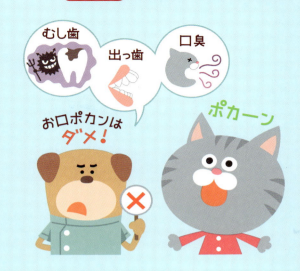

　口呼吸は，歯周病にも悪影響を及ぼします．歯周病は，プラーク（お口の中のバイ菌とその産物）が原因となって生じる歯ぐきの病気です．口呼吸により，お口の中が乾燥すると，十分に濡れた状態よりもバイ菌が増加するとともに，歯ぐきの抵抗力が減少します．歯周病治療で最も大切なのは，歯ぐきの清潔を保つことですが，口呼吸への対応もかかせません．

口呼吸が疑われたら…

　口呼吸は，家族や他人に指摘されて気づく場合が多く，本人は自覚していないこともしばしばです．いつもお口が開いている，お口が閉じづらい，鼻づまりが続く，お口が乾燥する，口臭がする，上の前歯が出た感じがする，奥歯でかんでいるのに前歯がかんでいないなどの状態がみられたら，口呼吸が疑われます．成長期のこどもだけでなく，成人してからも注意が必要です．舌とくちびるの簡単なトレーニングで改善することもありますので，歯科医師にぜひご相談ください．

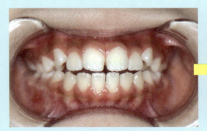
口呼吸の歯並び

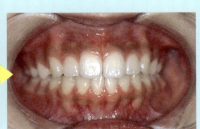
治療後の歯並び

（玉置幸雄，坂上竜資）

顎関節症
あごがカクカクしませんか？

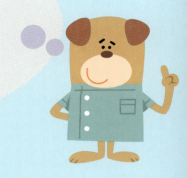

あごの関節はどこにあるのでしょう？

あごの関節は「顎関節」とよばれ，お口を開け閉めするための関節です．顎関節は耳の前にあり，下顎頭（下あごの付け根）という骨のでっぱりと下顎窩（側頭骨の下端）という骨のくぼみで構成されています．下顎窩と下顎頭との間には関節円板があります．この関節円板は，帽子のように下顎頭にかぶさっていて，下あごが動く時，骨と骨とがすれないようにクッションの役割をしている組織です．関節円板は爪より軟らかくエックス線写真には写りません．

あごの関節は，その他の関節には見られない独特の動き方をします

お口を開けると，下あごの付け根である下顎頭は，クッションの役割をする関節円板と一緒に前方に滑走（滑るように移動）し，骨のくぼみである下顎窩から離れていきます．その他の関節では，くぼみから関節の頭が外れる動きはありません．ですから，お口を開ける時の下顎頭の動きは，あごが外れたように見えますが，顎関節ではこれが正常な動きなのです．

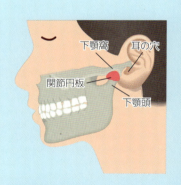

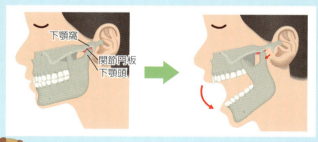

お口を閉じている時，関節円板は下顎頭と下顎窩の間にあります．
お口を開けると，下顎頭と一緒に関節円板も前に移動します．

関節円板がずれると，お口を開ける時に「カクカク」と音がしたり，お口が開きにくくなります

帽子のように下顎頭にかぶさっている関節円板が前方にずれると，お口を開ける時に下顎頭が関節円板をかぶり直す際に「カクッ」と音がします．さらに関節円板が下顎頭の前方移動の邪魔をするとお口は開きづらくなります．

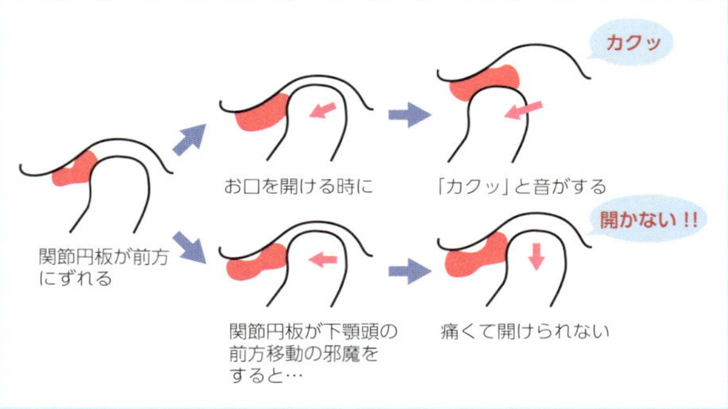

顎関節症とは？

「あごが痛む（顎関節痛）」，「お口が開かない（開口障害）」，「あごを動かすと音がする（顎関節雑音）」，これらのうち１つ以上の症状があり，他の疾患がない病態を「顎関節症」といいます．

顎関節の自己チェック法

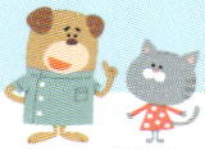

① お口を大きく開いた時，人差し指から薬指を並べた３本指を縦にして入りますか？
（1. すっと入る　2. ほぼ問題ない　3. どちらともいえない　4. やや困難　5. まったく入らない）
② お口を大きく開け閉めした時，あごの痛みがありますか？
（1. まったくない　2. たまにある　3. どちらともいえない　4. しばしばある　5. いつもある）
③ お口を大きく開いた時，まっすぐに開きますか？
（1. いつもまっすぐ　2. たまに曲がる　3. どちらともいえない　4. しばしば曲がる　5. いつも曲がる）
④ 干し肉，するめ，タコなど硬いものを食べると，あごや顔が痛みますか？
（1. 痛まない　2. たまに痛む　3. どちらともいえない　4. しばしば痛む　5. いつも痛む）

以上の質問票で合計点数が９点以上の方は顎関節症かもしれませんので，まずはお近くの歯科医院にご相談ください．

（米津博文，池邉哲郎）

かみしめと
からだの健康
くいしばりにご注意を

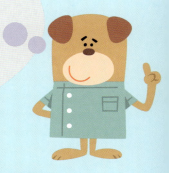

「よくかんで食べること」と「よくかみしめること」の違い

　最近，ご飯をよくかんで食べることが認知症の予防につながるなど，「よくかんで食べること」がからだにとってよい影響があることが知られてきました．しかし，「よくかんで食べること」と「よくかみしめること」を多くの方が同じことと勘違いなさっています．

　人間が生命を維持するうえで上下の歯を接触させる最小限の時間をご存じでしょうか？　1日3回の食事の時間の合計が1時間と仮定しても，上下の歯が接触している瞬間の合計は9分だとされています．その他食事の時間以外に，ツバ（唾液）を飲み込んだり，飲み物を飲んだりして歯が接触する時間は8.5分です．したがって，1日に17.5分間上下の歯を接触させることで咀嚼は十分にでき，生命は維持できるわけです．大げさな言い方かもしれませんが，食事の時間以外で，8.5分を超える歯の接触「かみしめ」は生命維持にとって余計なくせであるといえます．

「かみしめ」＝ 長時間無意識に歯を軽く接触させる「上下歯列の接触癖」の弊害

　余計なくせである「かみしめ」を"力いっぱいかみしめること（くいしばり）"とイメージしている方が多いと思いますが，実際は無意識に上下の歯を軽く接触させるくせをいいます．これが長時間持続するくせを「上下歯列の接触癖」といいます．からだにとって，瞬時に強い力を受けるよりも，長時間弱い力を継続的に受けるほうが大きなダメージとなります．指で手の甲を軽くさすってもくすぐったいだけですが，これを丸1日続ければ手の甲がただれてしまいます．熱いお湯よりも，使い捨てカイロによる低温やけどのほうが皮膚の損傷の程度と範囲は格段に大きくなります．これらと同様に，短時間強く歯をかみしめることよりも，無意識に長時間歯を軽

く接触させるほうがお口やその周囲組織に与えるダメージは大きくなります．

「上下歯列の接触癖」の組織・器官への影響

　持続的な弱い力がその人固有の組織の耐久力を超えると，各組織に以下のような症状が現れます．
歯：継続的な力による歯根先端の毛細血管の損傷によって知覚過敏や歯髄炎（神経の炎症）が起こりやすくなります．むし歯，歯のすり減り，かぶせ物・歯・歯根の破折，歯ぐき付近の歯のくさび状の欠損なども起こりやすくなります．
歯周組織：歯周組織の損傷により，歯の動揺が起こりやすく，歯周病の進行を早めます．
舌，頬粘膜などの口腔粘膜：お口の中のスペースが狭まり，たえず歯と粘膜が接触することによって痛み（擦過痛，口内炎）が生じます．入れ歯の下の粘膜の痛みも起こりやすくなります．
顎関節・筋肉：あごの関節と咀嚼筋の痛みが生じます（顎関節症）．また，痛みは咀嚼筋にとどまらず，肩こりや偏頭痛の症状も引き起こしやすくなります．
かみ合わせの感覚：常にかみしめているため，歯根膜の感覚が過敏となり，かみ合わせの感覚の異常が起こることがあります．

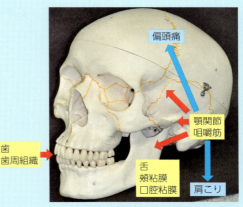

上下歯列の接触癖による過剰な力や筋肉の過剰な緊張は，歯・歯周組織・顎関節・咀嚼筋・舌・頬粘膜・口腔粘膜にダメージを与え，耐久力を超えた組織に顕著な症状が現れます．

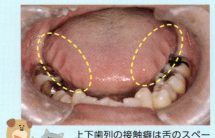

上下歯列の接触癖は舌のスペースを著しく狭め，圧痕ができたり，痛みが出たりします．

「上下歯列の接触癖」を直そう

　いつも無意識にくちびるをしっかりしめ，上下の歯を接触させていませんか？　前述の症状があれば，早急に歯の接触癖を直すよう心がけましょう．「くいしばり」は自覚していることが多いですが，「上下歯列の接触癖」は弱い力で無意識に行っているため，自覚していないことがほとんどです．上下のくちびるは軽く触れる程度にし，常に上下の歯を離すよう意識しましょう．「歯を離す」と書いた付箋を生活の場のあちこちに貼って，意識を持続させるなど工夫しましょう．歯の接触癖を直すことは，あなたと歯科医師をおおいに助けます．

（松浦尚志，佐藤博信）

歯医者さんとの上手なつきあい方
こどもの時からはじめましょう

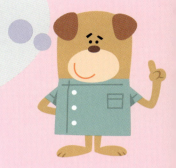

歯は治すもの？　守るもの？

　ひと昔前のことですが，"むし歯の洪水"といわれた時代がありました．こどもたちはたくさんの重症のむし歯を持っていて，その当時の歯医者さんはむし歯を治すことに追われていたのです．そんな困った状況から抜け出すために，歯みがきの仕方や食生活の改善，フッ化物の応用が推し進められ，いまではその成果がはっきりと現れてきました．

　厚生労働省のデータによれば，昭和62年には6歳児の約90％にむし歯があって，1人平均7.7本でしたが，平成23年にはむし歯のあるこどもが42％にまで減少し，1人平均1.8本となりました．また，12歳児の永久歯のむし歯も昭和62年には1人平均約5本であったものが，最新の調査では1本まで減少しました．この数値は，まだまだ減少する傾向にあります．

　これまで治療中心だった歯科の保険診療は，予防にも目を向けはじめました．むし歯ゼロの理想に向かって，歯を守ることも歯科医療の大切な役割だということがはっきりと認識されるようになったのです．

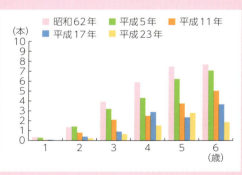

1人平均のむし歯の数
（厚生労働省　歯科疾患実態調査報告）

いつまでも自分の歯で

　「8020」をご存じでしょうか．80歳になっても自分の歯が20本以上あるという数値目標のことで，それだけ歯が残っていれば話したり食べたりする日常生活には不自由しないでしょう．

生涯にわたって楽しく生活することを考えれば，歯は貴重な財産といえます．そこで，8020 を達成するための確実な方法は何かといえば，それは歯を治すためではなく，歯を守るためにこどもの時から定期的な歯科受診を続けることです．

歯を失う原因のほとんどは，むし歯と歯周病です．そのため，こどもの頃からむし歯に気をつけることに加えて，歯周病を防ぐことも大切です．歯周病は痛みもないまま静かに進行するので，気がついた時にはかなり重症ということもあります．こどもの頃から通っている歯科医院があれば，引き続き定期的に歯周病検査を受けたり，お口の健康について気軽に相談することもできます．いつまでも健康な歯と歯ぐきを保つために，こどもの時に「かかりつけ歯科医」を見つけておきましょう．

かかりつけ歯科医

何でも相談でき，最新の医療情報を熟知していて，必要な時には専門医や専門医療機関を紹介してくれる医師が近くにいたらうれしいですね．そんな医師のことをかかりつけ医といいます．歯周病は早産のリスク要因であるといわれ，こどもがかかりやすいウイルス感染症ではお口の中にも異常が現れます．おとなになれば，糖尿病や心臓疾患といった全身疾患と歯周病との関連も心配になります．その時，医科の専門医と連携がとれるかかりつけ歯科医がいれば安心ですね．お口の健康を通じて全身の健康を守るのが，これからの歯科医療なのです．

歯科衛生士は「お口のケア」のプロです

歯科衛生士は国家資格であり，歯科医師の診療のお手伝いをするだけでなく，他にも大事な役割を担っています．それは，予防業務と歯科保健指導です．フッ化物を塗布したり，特別な道具を駆使してプラークや歯石をていねいに除去したり，いろいろな歯科疾患のセルフケアの指導や生活習慣の改善の支援をするのも歯科衛生士の仕事です．

定期検診のたびにお口の健康に関する情報を詳細に記録し，必要な助言を与えてくれる，そんなかかりつけ歯科衛生士さんがいたら，きっとあなたの健康的な日常生活を支える心強い味方になってくれるでしょう．

（小島　寛）

お口の メインテナンス
美容院や床屋さんに行くように 歯科医院に通いましょう

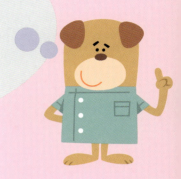

歯周病と全身の健康

　最近，歯周病がお口の健康を損なうだけでなく，全身の健康にも悪い影響を及ぼすことがわかってきました．歯周病の原因は，歯の周りに付いているプラーク（お口の中のバイ菌とその産物）ですが，歯周病の原因となるバイ菌は血液中に取り込まれて全身をめぐります．また，お口に生じた炎症（腫れや出血）からは，全身に悪影響のある物質が多量に放出され，これがからだに大変な悪さをします．歯周病の予防と治療は健康なからだづくりに欠かせません．

歯周病の進み方

　歯周病は，日本人が歯を失う最も大きな原因となっており，中年以降の日本人では70％もの人がかかっています．病気の進行はゆっくりで，最初のうちは本人も気がつかないので，サイレントディジーズ（沈黙の病気）といわれます．手遅れにならないためには，早めの発見と治療が欠かせません．図の赤点線（………）では治療を受けない場合に，1本の歯の歯周病がどのように進行するかを示しています．歯周病の進み方は，歯によって，人によってさまざまですが，おおむね80％以上の歯槽骨（歯を支えている骨）がなくなった時点で抜歯されてしまいます．
　しかし，恐れることはありません．歯周病は正しい知識さえあれば防ぐことができる病気なのです．また進行した歯周病でも，患者さんと歯医者さんが協力してがんばれば，多くの場合で病気の進行を止めることができま

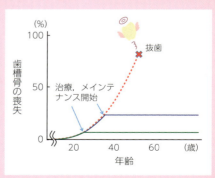

歯周病進行防止の概念図（坂上のモデル）

す．図の青線（──）は，中程度に進行した人が治療を開始し，その後メインテナンスをした場合です．さらに緑線（──）では，若い時からメインテナンスをした場合を示しています．このように治療とメインテナンスによって歯周病の進行をほぼ完全に止めることができるので，メインテナンスの開始が若いほどよりよい状態を保つことができるといえます．

基本は歯みがき

まずは，信頼できる歯医者さんを見つけてください．歯医者さんは，歯周病の原因は，歯の周りに付いたプラークであることを教えてくれます．そして歯のみがき方を丁寧に指導してくれるはずです．よくみがいているつもりでも，自分では気づかないみがき残しはたくさんあるものです．歯をみがく時には歯ブラシだけでは不十分です．歯と歯の間の汚れを取るためには，デンタルフロスか歯間ブラシを使いましょう．歯周病が進んでいない若い人はデンタルフロスがおすすめです．すでに歯肉が下がって隙間ができている場合は，歯間ブラシを使って下さい．

一生続くお付き合い

歯周病の治療は，病気の進行度合いによって短期間で終わる方もいれば，年単位でかかる方もいます．歯周病の治療では，まずお口の中からバイ菌の数を減らして，健康な状態をいつも維持できるようにします．この際，目に見える歯石だけではなく，歯周ポケットにたまった見えない汚れを取り除いてもらうことが大事です．歯周ポケットは，歯の周りにできた隙間で，バイ菌にとって格好のすみかとなっているからです．

治療が終了した後も，患者さんと歯医者さんとのお付き合いは一生にわたって続きます．これをメインテナンスとよびます．メインテナンスの主な目的は，お口の中にたまった汚れをきれいさっぱり取り除くとともに，病気を早期に発見することです．ぜひとも，美容院や床屋さんに行くつもりで，数か月に一度のメインテナンスを気軽に楽しんでいただきたいものです．

（谷口奈央，坂上竜資）

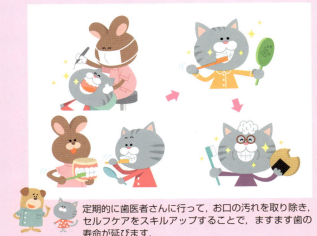

定期的に歯医者さんに行って，お口の汚れを取り除き，セルフケアをスキルアップすることで，ますます歯の寿命が延びます．

上手な
歯みがきの工夫
歯ブラシだけではもう古い？

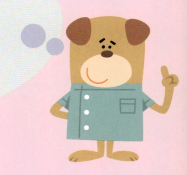

歯垢やプラークってなに？

　テレビやインターネット，新聞・雑誌あるいは歯科医院などで「歯垢」や「(デンタル) プラーク」という言葉を一度は見聞きしたことがあるのではないでしょうか．同じ意味の両者は食事の際の食べかすではありません．歯の表面に付着している乳白色〜黄白色のネバネバした堆積物で，お口の中にすんでいる細菌やその細菌が作り出した物質などからできています．プラーク1g中には約1,000億個もの細菌がいるとされ，お口の二大疾患であるむし歯と歯周病は，これらプラーク中の細菌感染によって起こります．そのためこれらの疾患の予防には歯みがきによるプラークの除去が必要になります．

歯みがきしてるのに…

　平成23年の歯科疾患実態調査によりますと，毎日歯をみがく人は全体の95％を超えており，そのうち48％の人が1日に2回，25％の人が3回以上みがいていると報告されています．しかしながら同調査結果では同時に成人の約90％の人がむし歯を持っており，約80％の人が歯ぐきに何らかの問題点を持っていると報告されています．なぜなのでしょう？

あなたに合った正しい歯みがきの仕方は？

　その答えの1つが「歯みがきの仕方」にあります．プラークは水や洗口剤で口をゆすいだ程度では除去できません．歯ブラシなどを用いて機械的にすり落とす必要があります．だからといってゴシゴシと強くみがいたり，単に時間や回数を増やしただけではきちんと除去することは

第3章　いつまでも自分の歯で

できません．歯みがきの仕方にはその目的に合わせたいくつかの方法があり，その中からご自身に合った正しい歯みがきの仕方を知ることがとても重要となります．

右の写真は，普段通りに歯みがきをしていただいた直後に，赤い染色液でみがき残したプラークを染めたものです．下の前歯や，上の前歯の一部にみがき残しが見られます．この方は，歯並びが少し悪い2本の下の前歯がうまくみがけず，みがき残しが長く続いたことで歯ぐきが腫れてしまい，歯ブラシが当たると出血するようになりました．その結果，不安感からその付近の歯みがきが消極的となり，写真のような多量のプラークが残ってしまっています．

ではどのようにみがいたらプラークをきちんと除去できるのでしょうか？　それは，歯科医院を受診して歯科医師や歯科衛生士に直接指導してもらうことです．この方の場合，歯並びが悪い下の前歯に対しては，出血しないよう歯ブラシを下から上に向けてみがいて，1～2か月後，歯ぐきの「はれ」が小さくなってから通常の歯みがきを行います．また，歯と歯の間の隙間が狭い場合はデンタルフロス（糸ようじ），広い場合は歯間ブラシなどの補助的清掃器具とよばれるこれらの器具をお口の中の状況に合わせて正しく使い分けなければなりません．むやみに使用することで歯肉を傷つけてしまうこともありますので注意が必要です．

歯の形・大きさ・歯並び，歯科治療の有無（つめ物・ブリッジ・部分入れ歯）などお口の中の状況は一人ひとりまったく違っています．そのためご自身に合った歯みがきの仕方をぜひ歯科医院で指導してもらいましょう．そして一生ご自身の歯で食事ができるようむし歯や歯周病をしっかりと予防しましょう！

（力丸哲也，栢　豪洋）

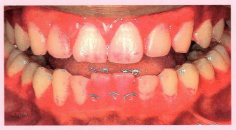
赤く染まったみがき残しのプラーク

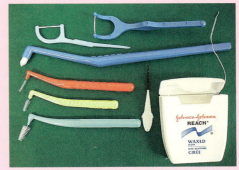
目的・用途に応じたさまざまな補助的清掃器具

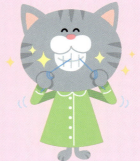

お口の乾燥と
からだの健康
お年寄りに多いドライマウス

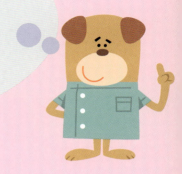

お口がいつも乾いていませんか？

　朝，起きた時にお口の中がカラカラに乾いていることがありませんか？　そんな時には水を飲んだり，うがいをするとお口の中が自然に潤ってくると思います．これは一時的なお口の乾燥ですが，このカラカラ状態が持続して，いつもお口が乾燥している方がいます．これは，加齢や糖尿病，薬の副作用，ストレスなどにより，唾液の分泌量が減少しているために起こるとされています．このような方が近年増加傾向にあり，ドライマウスといわれています．お口の乾きだけでなく，舌が真っ赤になったり，カビがはえたりすることもあります．

　ドライマウスになると，唾液が持つ本来の働き（粘膜保護作用，抗菌作用，消化作用など）が失われてしまいます．むし歯や歯周病になりやすい，食事がおいしくない，しゃべりにくい，口臭がするなど，日常生活にも大きな支障が出てきます．やがて体力や免疫力の低下をきたし，さまざまな病気にかかりやすくなってしまいます．

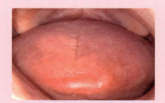
表面が平坦になった舌

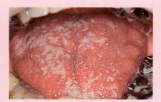
カビが生えた舌

年を重ねるとドライマウスになりやすくなります

　お年寄りになると唾液の分泌量が減少してきます．唾液もネバネバになり，80歳を越えると

第 3 章　いつまでも自分の歯で

唾液の量は若いときの半分以下になるとの報告もあります．年とともにさまざまな病気にかかったり，多くの薬を使用する機会が増えて，よりいっそうドライマウスが発生しやすくなります．

ドライマウスは改善できます

　ドライマウスになったら，どの病院に行けばよいのでしょうか？　迷ったら，お口の専門家である歯科医師や歯科衛生士にご相談ください．専門家による適切な処置を行い，症状を緩和していきます．

　まず，考えられる原因を除去します．それに加えて，歯科医師や歯科衛生士によるプロフェッショナル口腔ケアにてお口の中を最大限にきれいにして，保湿力を持つスプレー，ジェル，うがい薬などを使用します．単純な方法ですが，これだけで症状が和らぎ，おいしく食事がとれるようになった患者さんも多くいます．その他にも人工唾液や漢方薬を使用したり，下のイラストのような唾液腺のマッサージなどを行います．

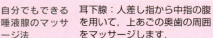
自分でもできる唾液腺のマッサージ法

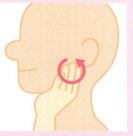
耳下腺：人差し指から中指の腹を用いて，上あごの奥歯の周囲をマッサージします．

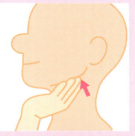
顎下腺：人差し指から中指の腹を用いて，下あごと首のつけ根をマッサージします．

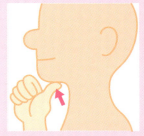
舌下腺：親指の腹を用いて，下あご先の裏をマッサージします．

　糖尿病，高血圧などが原因と考えられる場合には，各専門医によって原因疾患の治療を行いながら，お口のケアと保湿を行います．内服薬が原因と考えられる時には，処方医と相談のうえ，薬の変更・減量をお願いすることもあります．

　お口がカラカラになることで知られる有名な病気にシェーグレン症候群があります．治りにくい自己免疫疾患であり，疑われる場合は血液検査，唾液腺の画像検査や顕微鏡検査などを行います．確定診断がつくと唾液の分泌を促す専用の薬を用いて治療を行います．

　患者さんに見合った適切なドライマウスケアが行われれば，お食事は楽しくなるでしょう．

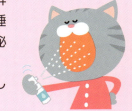
保湿が大切…

（橋本憲一郎，池邉哲郎）

がんと口腔ケア
お口の健康が全身の健康を守る

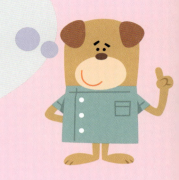

がん治療の前に歯科検診を！

　お口の中のがんはもちろん，白血病などの血液のがんを含む全身のがん治療においてもお口の中の健康が重要です．がん治療では一般的に，手術，抗がん剤治療，放射線治療などを行いますが，その際に重度の歯周病によりぐらついた歯や大きなむし歯，歯の根っこの先に膿などがあると，がん治療の妨げになったり，お口の中の感染症などの合併症により本来のがん治療が継続できなくなったりすることがあります．ですから，がん治療前に歯科を受診して，お口の中を健康にしておくことが大切です．

どうしてがん手術前の歯科受診が必要なの？

　全身麻酔をともなうがん手術を行う場合に，重度の歯周病でぐらつく歯があると，人工呼吸器のチューブの挿管（口の中から入れること）や留置（口の中に入れたままにすること）により歯が抜けてしまったり，抜けた歯を誤飲・誤嚥してしまうことがあります．
　また，口腔がんや食道がんなどお口に近いがんの場合は，お口の中の清掃状態が行き届いていないと，手術後の感染により回復が長引く場合があります．
　手術前に歯科を受診をして，歯周治療やぐらついた歯の固定や抜歯をしておくことが大切です．

第3章　いつまでも自分の歯で

抗がん剤や放射線治療はお口にも影響が…

　一部の抗がん剤やがんの骨転移抑制に用いる薬剤を服用中，または放射線治療を行った部位の抜歯を行うと，薬の副作用や放射線による影響で，顎骨壊死（がっこつえし）（骨がくさってしまうこと）が起きる場合があります．

　また抗がん剤の影響で免疫力が下がった時に重度のむし歯や歯周病があると，それらが悪化し，全身の感染症へと広がる場合があります．

　抗がん剤治療および放射線治療前にも歯科を受診して，重度のむし歯や歯周病の歯は，あらかじめ抜歯を含めた歯科治療をしておくことをおすすめします．

がん治療時の口腔ケアが大切です

　お口の中の清掃や保湿，唾液腺マッサージなどのいわゆる口腔ケアが十分でないと，抗がん剤治療や放射線治療の合併症として口内炎や口腔乾燥，口腔カンジダ症（お口の中のカビの繁殖），誤嚥性肺炎（ごえんせいはいえん）などが引き起こされる危険があります．がん治療前から治療中・治療後にかけて継続的な口腔ケアが必要です．

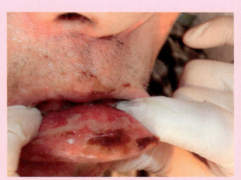

抗がん剤によってできた下くちびるの重度口内炎

がん治療前から歯科治療や口腔ケアを受けましょう

　がん治療前からの歯科治療・継続的な口腔ケア（周術期口腔機能管理）を行い，お口からの感染を予防することで，さまざまながんや心臓手術の入院治療（口腔外科，消化器外科，心臓血管外科，小児科，血液内科）において，治療後の回復が早くなること（入院日数の短縮）が実証されています．

　以上のことから，がん治療前に必要な歯科治療を行うとともに，治療前から治療後までの継続的な口腔ケアを行うことで，お口の中の感染症をはじめとする合併症を予防し，がん治療の成果を十分にあげられるよう，歯科受診を強くおすすめします．　　　（森田浩光）

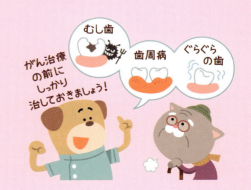

誤嚥性肺炎とお口の汚れ
お口の清掃で肺炎予防を

肺炎は死因の第3位

　肺炎で亡くなる人の数は増加傾向にあり，平成23年には脳血管疾患に代わり死因の第3位になりました．その肺炎の1つに「誤嚥性肺炎（嚥下性肺炎ともいう）」があります．

　なぜ高齢者は誤嚥性肺炎が多くなるのでしょうか．加齢による筋力の低下によって飲み込む力が衰えること，飲み込んだり咳をしたりする時に起こる反射が弱くなることで飲み込む機能が障害されます．そのため誤嚥が起きやすく，誤嚥して気管の中に入った物を外に出すことができないので，肺で細菌感染が起こり肺炎を発症するのです．誤嚥性肺炎の治療は抗菌薬の投与が一般的です．抗菌薬で誤嚥性肺炎を治療しても，飲み込む機能の衰えを改善しなければ再発を繰り返します．

誤嚥性肺炎は予防できる！

　誤嚥性肺炎の再発を防ぐために2つ予防策をお教えしたいと思います．

　1つは「お口の中をきれいに保つこと」です．お口の中には300〜700種類の細菌が生息しており，1 mLの唾

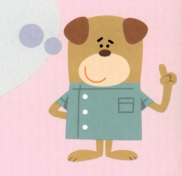

誤嚥性肺炎は主に就寝時に唾液やお口の中の細菌，胃酸や胃の内容物を誤嚥することで発症します．

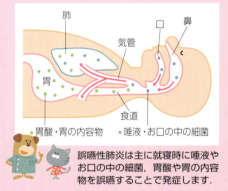

お口の清掃をした群はお口の清掃をしなかった群と比べると肺炎の発症は低くなりました．

(Yoneyama et al: Oral care reduces pneumonia in older patients in nursing homes. J Am Geriatr Soc, 2002).

液の中に1億個の細菌がいるともいわれています．きれいにお口の清掃をする人は細菌数が少なく，ほとんど清掃しない人は多くなります．

　もう1つは，「飲み込む機能を向上させること」です．物を飲み込むために，お口や首の周りの筋肉が協調して動きます．それぞれの筋力を向上させ，スムーズに協調して動くことができるよう訓練を行うことで飲み込む機能を改善することができます．

お口の中の状態をよく観察しましょう

　「歯や粘膜，舌の汚れの状態」，「入れ歯を使っているか」などを観察しましょう．要介護高齢者は特に介護者がよく観察する必要があります．

お口の中を清掃しましょう

　お口から物を食べている人も，食べていない人も清掃しましょう．お口から食べていなくても，お口の中には細菌がいるため清掃する必要があります．また，要介護高齢者は自分で清掃することが困難な場合があるため，介護者が清掃するようにしてください．清掃のタイミングは毎食後が理想です．

どこをみがけばいいの？

　歯と歯の間，歯と歯ぐきの境目が特にみがき残しやすい場所です．歯の表面にプラークというヌルヌルした細菌の塊がつきますので，歯をみがいてヌルヌルをとってツルツルにしましょう．

　次に，歯ぐきや舌もきれいにしましょう．柔らかい専用のブラシでやさしくマッサージするようにケアしましょう．

　入れ歯も歯と同様にプラークが付着しますのでていねいにみがきましょう．特に入れ歯の金具の部分は汚れやすいため，入れ歯洗浄剤を使用して洗浄することもおすすめします．

　お口の清掃によって，肺炎の発症を減らすことができたという報告もあります．お口の中を清潔に保って，誤嚥性肺炎を予防しましょう．

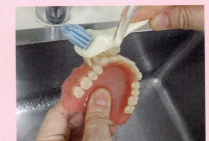
入れ歯専用のブラシできれいに洗いましょう．

（牧野路子，山野貴史）

認知症と
お口の健康
しっかりかんで認知症予防を

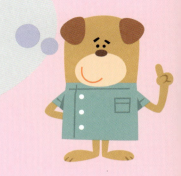

認知症ってなんだろう？

　「認知症」ってご存じですか？　認知症とは，いったん正常に発達した脳の機能が低下する病気です．認知症にかかると，新しいことが覚えられなかったり，経験したことが思い出せない記憶の障害，判断力の低下，言葉や行動の異常が出現して，日常生活が困難になる場合があります．2012年に日本の認知症患者は約462万人と推定されており，2025年には700万人を超えると予想されています．これは65歳以上の高齢者のうち5人に1人が認知症にかかるという計算になります．

　認知症にはいくつかの種類があり，アルツハイマー型，脳血管疾患型，レビー小体型などに分かれています．このうち，アルツハイマー型認知症は全認知症の50％以上を占めています．

認知症と歯科

　認知症になるとご自身によるお口の清掃が困難になるため，認知症の患者さんは健康な人に比べてむし歯や歯周病が多くなります．そのため，歯科治療の必要性が2.5〜15.9倍高くなるという報告があります．認知症の患者さんでは入れ歯を上手に使用することができなかったり，入れ歯をまったく使用していない方も多くいらっしゃいます．多くの歯を失った方は，入れ歯を使用することにより適切な食物の摂取が可能になるのですが，入れ歯を使用していない方は，栄養状態の低下や栄養の偏りにつながる可能性があります．さらに，認知症が中程度以上に進行した場合は，飲み込み機能の低下（嚥下障害）が多く見られるようになります．嚥下機能の低下により，むせやすくなり，肺炎の発症リスクが高まります．

第3章 いつまでも自分の歯で

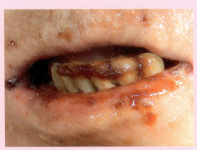
認知症の患者さんのお口（清掃前）

専門的な清掃をすると…

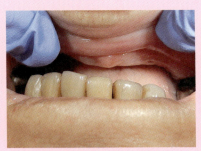
清掃後のお口

　ここで一例をご紹介します．左の写真は認知症の患者さんのお口の写真です．お口が乾燥して汚れています．このようなお口に対して，専門的な清掃をすることで右の写真のように大変きれいになります．このように，お口の機能についてしっかりと管理することは，肺炎予防や栄養状態の保持に有効であると報告されています．

しっかりかんで認知症を予防しよう

　4,000人以上を対象にした大規模な研究において，歯をほとんどなくしているにもかかわらず入れ歯を使用していない方は，20本以上の歯がある方と比較して認知症の発症リスクが高いと報告されているものがあります．反対に，ほとんど歯がなくても入れ歯を使用している方は，歯を失っていない人と比較して認知症の発症リスクに差がなかったという報告があります．さらに，お口の衛生状態や失った歯の数，かむ能力の低下など，お口の要因と認知症との関連を示唆する研究もあります（関連がないとする意見もあります）．

　認知症を予防するためにも，お口の健康を保つことが重要だとおわかりいただけたでしょうか？

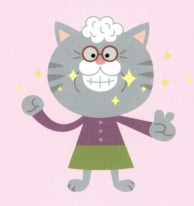
よくかんでからだも健康！
認知症も予防！

（加藤智崇，内藤　徹）

歯の喪失とからだの健康
歯を大切にして健康長寿を

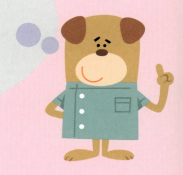

先人に学ぶ歯の大切さ

　福岡が生んだ儒学者，貝原益軒先生（1630〜1714）は，著書『日本歳時記』の中で，「人は歯をもって命とする故に，歯といふ文字をよわい（齢）ともよむ也」と記しています．昔から歯と命の関係は人々の関心事であったことがわかります．

8020（ハチマルニイマル）運動ってなに？

　8020運動とは，20本以上の歯があれば食生活にほぼ満足できるといわれていることから，80歳で20本以上歯を残そうという運動です．
　厚生労働省が平成23年に発表した歯科疾患実態調査によると，75〜79歳で8020を達成している人の割合は47.6％と報告されています．つまりわが国においては，80歳前ですでに半数の人が8020を達成できていないのが現状です．
　8020運動は，健康な歯を残すことが本来の意味ですので，むし歯や歯周病が高度に進行し，歯科医院で「抜きましょう」といわれた歯を，抜かずに大切にとっておくという意味ではありません．悪い歯を残しておくことは，かえってからだに悪影響を与え，さらに入れ歯を作りにくくします．

歯を失うと起こるからだの変化

　歯を失ってそのまま長期間放置しておくと，お口の中に変化が起こります．失った歯の隣の歯が倒れてきたり，かむ相手を失った反対の歯がのびてきたりして，結果的に歯並びが悪くなるこ

とがあります．歯並びが悪くなると，むし歯や歯周病が進む原因になります．

　歯を失うと，残っている歯は失われた歯の分までも働かなければなりません．そうなると，その歯は過剰な負担を強いられ，歯が痛くなったり歯が割れてしまったりすることもあります．

　上下のあごを支える奥歯を失うと，前歯の負担が増えます．そうなると，食事がうまくできなくなるばかりでなく，前歯が出っ歯になってくることもあります．

　さらに，歯が抜けたまま放置しておくと，全身にも影響を及ぼします．物をかむ力が低下し，結果的に全身の骨粗しょう化が進み，骨折のリスクが高まる可能性が報告されています．最近では，歯の喪失と認知症との関連も報告されています．

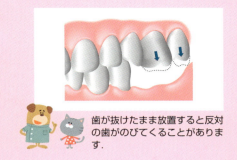

歯が抜けたまま放置すると反対の歯がのびてくることがあります．

歯を失ってもできる機能回復

　歯を失うと，歯がないところに歯を作る補綴歯科治療が必要になります．補綴歯科治療の方法は大きく分けて3つあります．1つは取り外せる入れ歯，1つは取り外しできない入れ歯（ブリッジ），そしてインプラントです．患者さんから「どの方法が一番よいのですか？」とよく質問されますが，それぞれに一長一短があり，お口の中の状態に応じて最もよいものを選ぶ必要があります．そのためには，歯科医師からしっかりと説明を受け，よく相談をする必要があります．

　たとえ歯を失ってもきちんと歯科治療を受けることにより，健康長寿を保つことができます．いつまでもよくかみ，おいしく食べ続けるためには，定期的にかかりつけの歯科医院に行き，お口の中の健康を保ちましょう．

（都築　尊，髙橋　裕）

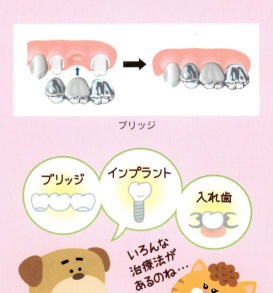

ブリッジ

デジタル時代の歯科治療①
セラミックでお口とからだにやさしい治療を

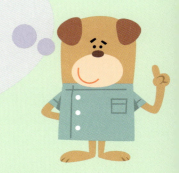

銀歯を長く使うと中がむし歯で黒くなったり，割れていたり…なんていうことも

　歯にはとても大きな力がかかることが知られています．六歳臼歯といわれる第一大臼歯（前から6番目の歯です）は約60 kgくらいの力に耐えられるとされています．もし，むし歯になってもきちんと治療をしておけばおいしくご飯は食べられます．しかし，むし歯の治療の結果として，お口の中に入っている，金属製のつめ物（インレー）やかぶせ物（クラウン・ブリッジ）は永久に持つものではありません．つめ物やかぶせ物の周りが黒くなっていたり，定期的に検診を受けていない方は，まずは歯医者さんに行ってみましょう．知らないうちに歯自体（根っこ含む）が割れていることも少なくなく，歯周病とむし歯に続く，歯が抜かれる原因の第3位になってしまいました．

医療技術は50年単位で革新的に進む？

　さて，医療技術はある時を境に突然進んでいきます．最近では皆さんご存じのCTやMRIの開発は医療の現場を大きく変えてきました．歯科界では1960年代になると甘い物が出回って，むし歯の洪水でした．しかし一方で，歯を削るエアタービン（ヒュンと音の出る歯を削る道具）が出現し，さらに，精密な鋳造をして金属を加工し，その金属の表面に陶材を溶着する技術が開発され，歯科大学もたくさんできて，患者さんの治療もうまく進んでいきました．
　その後は歯科界は少し静かで，いかに歯にフィットするつめ物やかぶせ物を作るかを追求する時代が続きました．日本では2007年を境に，かぶせ物用のセラミック，金属，さらにプラスチックをCAD/CAM装置（コンピュータで設計し，それぞれのかぶせ物用ブロックを削り出し

第4章 これからの歯科治療

で作る装置）で製作する方法が確立していき，現在はその大きな変化の大航海時代の真っ只中なのです．

セラミックを中心としたメタルフリーなかぶせ物（修復，補綴(ほてつ)）治療

　ご飯を食べる時，有田焼のような白い茶碗をよく使います．これは磁器あるいはガラスセラミックとよばれるもので，金属などと比べるとつるつるで気持ちがよいのですが，落とすと割れてしまいます．一方，金属は割れにくいのですが，ゴールドでも実は表面が少しずつ溶けていて，汚れが付きやすかったり，少しざらざらした感じもあります．さらに，金属アレルギーの原因にもなるので，金属は便利な道具ですが，そろそろ方向変換を考える時期に来ているように思います．なぜなら非常に割れにくいジルコニア（セラミックの包丁と同じ素材）などのセラミック材料が，CAD/CAM装置で身近に製作・加工できるようになったこと，さらにコンポジットレジンといわれる歯に接着力を有するプラスチック系のセメントの開発が進んだことによって，歯科治療の状況が大きく変わりつつあるからです．

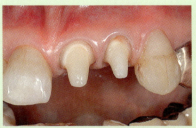
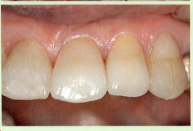

土台をファイバーコア（プラスチックと光ファイバーでできている）で補強したのち（上），CAD/CAM装置を利用して製作したセラミックの差し歯を装着しました（下）．歯ぐきの周りがきれいにできあがり，色もよく，清掃もしやすくなっています．

　ジルコニアを使用したかぶせ物が使われ出して，日本ではまだ10年経っていません．すでに，一部が割れるなどの問題も出てきています．2014年にはCAD/CAM装置で製作したプラスチックのかぶせ物が一部の歯（小臼歯）に，健康保険で使用できるようになりました．

　大切なことは歯医者さんとよく相談をし，定期的にメインテナンスを受けることです．多くは歯科衛生士さんがサポートしてくれます．歯医者さんに気楽に行きましょう．

（佐藤博信，篠﨑陽介）

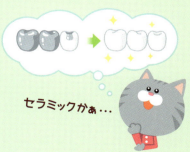

デジタル時代の歯科治療②
エックス線撮影のデジタル化がもたらすもの

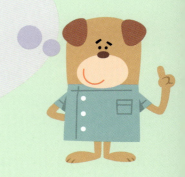

アナログ画像とデジタル画像

アナログ画像とは，絵の具やマジックなどで描いた絵やフィルムで撮影した写真のことをいいます．それに対して，デジタル画像はコンピュータ上で描かれた絵やデジタルカメラやスマートフォンなどで撮影された画像のことをいいます．アナログ画像とデジタル画像は，一見同じように見えますが，デジタル画像はピクセルという小さな四角が集まってできた画像です．そしてこのピクセルが小さいほど高精細な画像となります．

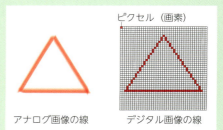

医療におけるデジタル画像

医療の世界ではエックス線を用いて，フィルムに像を焼き付けた画像をアナログ画像といい，コンピュータを用いてエックス線画像データを得たものをデジタル画像といいます．

アナログ画像はフィルムに焼き付けた像に，蛍光灯などの光を通して診断を行うのに対して，デジタル画像の場合は，撮影装置からコンピュータに画像データが転送されます．医師・歯科医師は転送された画像データをモニターに表示し，診断を行います．医療で用いられるデジタル撮影機器は日進月歩で進化をしており，最新の撮影機器では 0.1 mm 以下の精度を持ったものも開発されています．

第4章 これからの歯科治療

デジタル画像の利点

　デジタル画像にはさまざまな利点があり，これまでフィルムではできなかったことが，デジタル画像になり可能となりました．基本的にはデジタルカメラやスマートフォンで撮影した写真と同じようなものと思ってください．

　たとえば，撮影した後で自由に色の濃淡を変えることができます．アナログ画像であるフィルムの場合は，できた画像が少し薄い画像の場合には，もう一度撮影し直さなければなりませんでした．また，画像の見たい部分を自由に拡大できるため，小さな病変の見逃しも少なくなりました．加えて，角度や距離の計測機能や三次元立体画像の作成も容易に行え，手術前のシミュレーションが簡単に行えるようになったことで，手術の精度が飛躍的に向上しました．

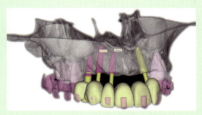
デジタル画像によるインプラント手術前のシミュレーション

　また，これらのデジタル画像データはインターネットを介して，容易に他の医療機関に転送することができるため，離れた医療機関同士でデジタル画像をやり取りする遠隔診断やセカンドオピニオンなどにも利用されています．その際の名前や年齢，性別といった個人情報はデータを暗号化して専用線を利用して送るなどしっかりとしたセキュリティで守られているため，第三者に漏れることはありません．

　このようにデジタル画像は，現在の医療の現場にはなくてはならないものになっています．

デジタル画像の将来

　免許証がICカード化されたように，保険証もICカード化されることが予想されます．実際にICチップを搭載した保険証を発行した実証実験も行われています．保険証がICカードになることにより，患者さんごとのアレルギーや飲んでいるお薬の情報などがICカード内に保存できるようになります．また，それに加えて，いろいろな医療機関で撮影されたデジタル画像データが1枚の保険証の中に保存できる可能性があります．それにより，複数の医療機関における情報の共有化が進み，より正確で迅速な医療が提供できるようになると考えられます．

（香川豊宏，湯浅賢治）

インプラントとからだの健康
まずはしっかりとご相談を

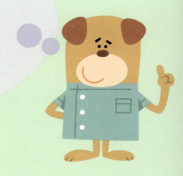

歯がなくなったら―インプラントは第二の永久歯

インプラント治療は主にチタン製の人工歯根を手術であごの骨に埋め込み，失った歯の代わりとしてかみ合わせや発音などの機能を回復させる治療です．従来の歯科治療では，失われた歯を修復する方法として，ブリッジや部分入れ歯（部分床義歯）または総入れ歯（全部床義歯）が利用されてきました．ブリッジは，失った歯の部分の両隣の歯を削る必要があり，失った歯に加わるかみ合わせの力を両隣の歯に負担させることになります．また，部分入れ歯は，バネをかけた歯の負担が大きくなりやすく，総入れ歯は自分の歯が残っていた時ほどはよくかめないことがあります．

インプラント治療はチタン製の人工歯根が骨としっかり結合するので，かみ合わせの力を負担できる歯を増やすことができる唯一の治療方法です．残っている自分の歯の負担を軽くすることができるため「第二の永久歯」とよばれることがあります．ただし，インプラントでは必ず外科手術が必要なため，全身の健康状態によっては治療ができないことがあります．また，ブリッジや入れ歯の治療と比較して治療期間が長く，治療費が高くなるため，治療内容や費用については事前に専門医に相談してください．

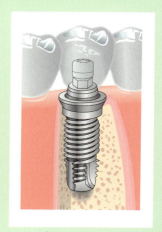

インプラントは第二の永久歯

インプラント治療の種類

インプラント治療は1本の歯を失った方から数本の歯がなくなってしまった方，さらにすべての歯を失ってしまった方まで，あらゆる歯の欠損に利用できる治療方法です．

第 4 章　これからの歯科治療

すべての歯を失ってしまった場合は，インプラントを 5 〜 10 本使って固定性（取り外しをしない）の歯で修復する方法や，インプラントを 1 〜 4 本使って可撤性（取り外しできる）の入れ歯タイプの装置で修復する方法を選べます．

インプラント治療は治療期間が長いのが欠点の 1 つですが，治療期間を短くする試みとして，歯を抜いてすぐにインプラントを入れる手術（抜歯即時埋入）やインプラントを入れる手術直後に歯を装着する方法（即時荷重）が利用できます．これらの方法はあごの骨の量や質，かみ合わせの状態によって利用できないこともありますので，専門医の診断が必要です．

インプラントはあごの骨の中に入れるので，骨の量が少ないと治療することが難しくなります．そこで，さまざまな骨を増やすための手術が考案されています．骨を増やす場所や条件によって手術の内容が変わりますので，事前に専門医によく相談してください．

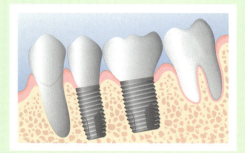

奥歯 2 本のインプラント治療

しっかりかんで，伸ばせ，健康寿命！

「かむことが全身の健康につながる」というのは古くからいわれていることです．いわゆる寝たきりなった方が，お口から食べ物をとることができるように訓練することで全身状態が回復するということは，医療の現場でしばしばみられます．また，たくあんやさきいかなどの比較的かみにくい食べ物をかめる人のほうが，かめない人と比較して健康寿命が長いという調査報告もあります．

インプラント治療は残っている歯の負担を増やすことなく，かむ能力を回復できる治療ですので，上手に利用して，生涯かむ能力を保っていただきたいと思います．そして，必ず定期的なメインテナンスを歯医者さんで受けて，お口から元気で健康なからだをいつまでも保ちましょう．

（山本勝己，城戸寛史）

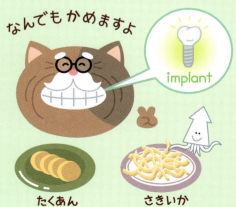

再生医療
失われた歯とお口の再生はどこまで可能か

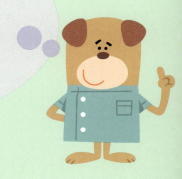

夢物語ではない「再生医療」

　皆さんは「再生医療」という言葉を耳にしたことがありますか？　病気で働きが悪くなった臓器に，細胞や細胞から作った組織・臓器を補うことによって，機能を回復させる治療法のことです．これまでの医学研究の目的の1つは，病気の原因を明らかにして，臓器の修復を促す治療薬を見つけることにありました．その他に，正常な臓器や組織あるいは人工臓器を移植する医療も行われてきました．「再生医療」はそのような治療法とは異なる治療法です．

　歯科医学の研究は，からだになじみやすい生体材料の開発を進めながら，細胞やその働きを活発にする物質を用いて発展してきました．現在，失われた歯全体の再生技術，歯を支える歯周組織の再生技術，歯髄（歯の神経）の再生技術など，お口の中の「再生医療」研究に目が向けられています．

　そのような最先端技術の中で重要な点は，必要な時にたくさん増えて，特定の性質を示すことができる「幹細胞」とよばれる細胞を上手に利用することです．20世紀の最後には，受精卵を用いた「ヒト胚性幹細胞（ES細胞）」が作られました．そして今世紀に入り，山中伸弥先生によって「ヒト人工多能性幹細胞（iPS細胞）」が開発され，その功績に対してノーベル生理学・医学賞が授与されたことは皆さんもご存じのことと思います．また，さまざまな組織には「組織幹細胞」とよばれる細胞が存在して，「再生医療」に利用できることがわかっています．

　自分の細胞をもとにして，失われた組織・臓器を再生することは夢物語にも思えましたが，もは

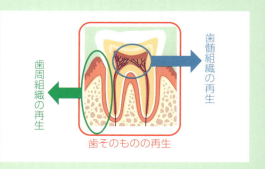

第4章　これからの歯科治療

や現実味が出てきました．幹細胞から分化させた細胞をそのまま組織に移植する他に，薄膜状の細胞シートを作って移植する方法もあります．このような技術開発によって，お口の「再生医療」研究は臨床応用から実用化へと広がりつつあるのです．

歯科治療をサポートする再生医療の実現

　歯科治療は，歯と歯を取り巻く複雑な組織環境を含めた治療が必要であるため，専門的になってきました．しかし，治療目標は以前とまったく変わっていません．それは，治療を受けた患者さんに満足して物をかんで食べていただく，ということです．

　歯科治療と再生医療と聞くと，歯がなくなってしまった部位に，もう一度，歯を生えさせるというイメージを持つ方が多いと思います．実際に，試験管内で歯を作る研究も行われています．

　一方で，インプラント治療を受けることになっている患者さんについて考えてみましょう．その治療法が患者さんにとって満足できるものになるかどうかは，患者さんの年齢や病歴によって異なります．そこで，患者さん個人にマッチした再生医療技術によるサポートが望まれます．たとえば，インプラント治療では人工歯を埋め込むためにはある程度の骨の量が必要です．歯周病治療においても，歯がぐらぐらになる原因である骨の減少を元に戻す必要があります．減少した骨を元通りにして歯科治療を成功させるためにも，幹細胞を利用した骨再生療法の実用に向けた研究が進められています．

　このように，幹細胞を用いた骨再生療法のサポートによって，今までかむことをあきらめていた多くの患者さんがかむ喜びを取り戻すことが期待されています．

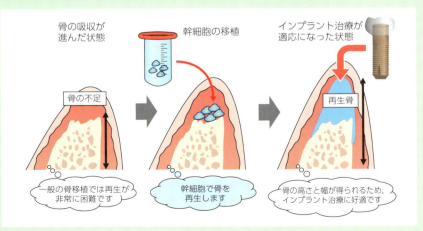

骨再生療法

（大野　純，山﨑　純）

お口からはじめましょう　からだの健康　ISBN978-4-263-45797-9
2016年10月20日　第1版第1刷発行
2018年 7 月10日　第1版第2刷発行

編　集　第23回日本歯科医学会総会
　　　　記念誌編集委員会

発行者　白　石　泰　夫

発行所　医歯薬出版株式会社

〒113-8612　東京都文京区本駒込1-7-10
TEL.（03）5395-7638（編集）・7630（販売）
FAX.（03）5395-7639（編集）・7633（販売）
https://www.ishiyaku.co.jp/
郵便振替番号 00190-5-13816

乱丁，落丁の際はお取り替えいたします　　　印刷・あづま堂印刷／製本・皆川製本所

© Ishiyaku Publishers, Inc., 2016. Printed in Japan

本書の複製権・翻訳権・翻案権・上映権・譲渡権・貸与権・公衆送信権（送信可能化権を含む）・口述権は，医歯薬出版（株）が保有します．
本書を無断で複製する行為（コピー，スキャン，デジタルデータ化など）は，「私的使用のための複製」などの著作権法上の限られた例外を除き禁じられています．また私的使用に該当する場合であっても，請負業者等の第三者に依頼し上記の行為を行うことは違法となります．

JCOPY ＜（社）出版者著作権管理機構 委託出版物＞
本書をコピーやスキャン等により複製される場合は，そのつど事前に（社）出版者著作権管理機構（電話 03-3513-6969，FAX 03-3513-6979，e-mail : info@jcopy.or.jp）の許諾を得てください．